Raphael Finckenstein, Francisco Lopez de Villalobos

Zur Geschichte der Syphilis

Die ältesten spanischen Nachrichten über diese Krankheit und das Gedicht des Francesco Lopez de Villalobos vom Jahre 1498

Raphael Finckenstein, Francisco Lo
́
pez de Villalobos

Zur Geschichte der Syphilis
Die ältesten spanischen Nachrichten über diese Krankheit und das Gedicht des Francesco Lopez de Villalobos vom Jahre 1498

ISBN/EAN: 9783743476868

Hergestellt in Europa, USA, Kanada, Australien, Japan

Cover: Foto ©berggeist007 / pixelio.de

Weitere Bücher finden Sie auf **www.hansebooks.com**

Zur

Geschichte der Syphilis.

Die ältesten spanischen Nachrichten über diese Krankheit

und

das Gedicht des Francesco Lopez de Villalobos

vom Jahre 1498

zum ersten Mal in deutsche Verse übertragen

von

Dr. Raphael Finckenstein,
Privatdocent an der königl. Universität zu Breslau.

Breslau.
Verlag von E. Morgenstern.
1870.

Gegenwärtige Zeilen sind dazu bestimmt, die Aufmerksamkeit meiner Leser auf die Verdienste hinzulenken, welche sich die spanischen Aerzte des 16. Jahrhunderts um die Behandlung der Syphilis erworben haben. Ich gehe nämlich von der Ansicht aus, welche theilweise mit der anderer Geschichtsforscher im Widerspruche steht, dass vorzugsweise es die Spanier gewesen sind, welche uns den methodischen Gebrauch des Quecksilbers in der Lustseuche gelehrt haben, eine Ansicht, welche auch die Autorität Falloppios für sich hat, eine anderweitige Begründung auch in der bekannten historischen Thatsache findet, dass der Catalonier Theodorich die Salivationskur gegen das malum mortuum anwendete. Die Analogieen, welche ich im Verlauf der Abhandlung mit der Verfahrungsweise der Jetztzeit zu ziehen gedenke, werden den Versuch, einige unbekannte Data aus der Geschichte der spanischen Medizin an das Licht zu bringen, oder vergessene Schriftsteller wieder in das Gedächtniss zurückzurufen, wohl hinlänglich rechtfertigen.

Die Rust-Louvrier'sche Schmierkur hatte durch das Schreckliche und Peinigende, was sie für den Kranken mit sich führte, der oft genug bis an den Rand des Abgrundes kam, sehr bald wieder die Gunst verloren, die ihr die Berühmtheit und die Geschicklichkeit ihrer Erfinder erworben hatten. Vornehmlich war es die damit verbundene Entziehungskur, die den Patienten vollständig ausmergelte und ihn einer Prüfung unterwarf, der sich zu unterziehen nur die äusserste Nothwendigkeit zwingen konnte. Ich habe einst erzählen hören, dass ein wohlbeleibter Offizier, dem Rust wegen syphilitischer Leiden die Schmierkur angerathen hatte, der aber des Hungers wegen sie nicht aushalten zu können fürchtete, von dem gewaltigen Manne in seiner brusquen Manier mit den Worten angefahren wurde: das nutzt nichts, erst muss das Luder herunter, (damit meinte er das überflüssige Fett), wenn Sie gesund werden sollen. Während also die genannte Methode von den Aerzten nicht ohne Aengstlichkeit betrachtet und nur für die desperatesten Fälle reservirt wurde, kam vor nicht zu langer Zeit Professor Sigmund in Wien auf den glücklichen Gedanken, eine leichtere und bequemere Inunctionsmethode wieder zu instauriren und damit ein Mittel zu Ehren zu bringen, das zu Unrecht von dem viel unsichereren Sublimat und Jod verdrängt worden war und durch die Erfahrung von mehreren Jahrhunderten sich als die wirksamste Bekämpfung syphilitischer Leiden bewährt hat. Dreierlei Vorzüge waren es, durch welche Professor Sigmund seiner Methode, für die er alsbald als Beleg die ansehnliche Zahl von 5000 geheilten Kranken anführen konnte, den Beifall des ärztlichen Publikums in so hohem Grade errang, dass dieselbe heut wenigstens in Deutschland nicht nur in den meisten Hospitälern, sondern auch in der Privatpraxis als eingebürgert gelten kann. Das waren 1. dass er rücksichtlich der Diät Schonung gegen die Kranken walten liess, und sie nicht mehr der schrecklichen Qual des Hungerns aussetzte, durch welche, wie ich schon oben sagte, nicht nur tödtliche Ohnmachten herbeigeführt wurden, sondern auch die Gefahr eines hektischen Fiebers entstand, das noch gewisser zum Tode führte, als die Krankheit, die man bekämpfen wollte; 2. dass er den Speichelfluss nicht als die conditio sine qua non betrachtete, ihn eher zu vermeiden suchte, wobei er den Vortheil hatte, dass im Fall des eintretenden, die Kräfte bekanntlich sehr in Anspruch nehmenden Ptyalismus er keinen durch den Hunger schon herabgekommenen und geschwächten Kranken vor sich hatte; 3. dass er noch andere Mittel mit der Schmierkur in Verbindung setzte, ja gradezu im Widerspruch mit aller Tradition den Kranken durch Tonica zu kräftigen keinen Anstand nahm, ein Punkt, der allerdings die meisten Bedenken erregt und die meisten Anfechtungen erfuhr, aber dennoch in so weit noch Sigmund nachgegeben werden kann, als es nicht etwa andere innerlich gereichte antisyphilitica, wie namentlich Jodkali sind, die mit der Schmierkur verbunden werden, und die mir allerdings eher dazu angethan scheinen, die Wirkung der letztern zu durchkreuzen, als sie zu unterstützen. Doch wollen wir hieran, als zu unserem Zwecke ungehörig, keine weiteren Erörterungen anknüpfen, es genügt zu constatiren, dass die Sicherheit, welche die Sigmund'sche Methode für den Erfolg darbietet, nicht mehr durch zu grosse Opfer von Seiten des Kranken erkauft zu werden brauchte und dass sie die ihr oben zugesprochenen Prärogative der Leichtigkeit und Bequemlichkeit in vollem Maasse verdient. Ermuthigt durch die Erfolge, gingen einige Aerzte noch weiter, bis an eine Gränze, wo man sie des Leichtsinns und der Verwegenheit zeihen muss, indem sie nämlich dem Kranken nicht einmal das Verbleiben im Zimmer anbefahlen, ja ihm erlaubten, gewohnten Geschäften nachzugehn. Mir ist ein Fall bekannt, wo der Patient während der Schmierkur täglich in seinem Comtoir arbeitete, welches allerdings sich mit seiner Wohnung in einem und demselben Hause befand. Noch mehr, einige versuchten die Schmierkur auch gegen andre chronische Krankheiten anzuwenden, unter starker Ernährung des Patienten und mit direkter Gegenwirkung gegen einen etwa anziehenden Speichelfluss. Der Erfolg mag vielleicht das eine oder andere Mal diese Kühnheit belohnt haben, immer bleibt es ein Wagniss, das mit dem Leben des Kranken in einer nicht zu verantwortenden Weise spielt.

Eben diese der Sigmund'schen Methode nachgerühmten Vorzüge veranlassen mich, eines Mannes zu gedenken, der schon durch den Titel seines Buchs eine auffallende Aehnlichkeit mit unsrer Zeit verräth. Der Titel lautet: »liber de morbo gallico, qui ita perfecte eradicare ipsum ostendit, ut nunquam revertatur, nocumentum in ore accidere non permitteus, neque in lecto stare cogens.« (Gründliche Heilung der Syphilis ohne Speichelfluss, und ohne dass der Kranke das Bett zu hüten gezwungen ist.) Sein Verfasser ist der gelehrte Spanier *Juan Almenar* aus Valencia, Senor der Ortschaften Godella und Rocafort, der sich trotz seines Adels und Reichthums den Wissenschaften widmete, besonders Astrologie und Medizin studirte, in letzterer zu Valencia promovirte und durch seine Schriften, wie Ximenes sagt, dem Adel seines Hauses einen neuen Ruhm hinzufügte. Das Buch über die Syphilis, das erste derartige, das ein Spanier verfasst, wurde achtmal gedruckt, das erstemal 1502 in Venedig, das letztemal 1536 in Basel. Almenar ist der erste, der die Idee hatte, es nicht zum Speichelfluss kommen zu lassen, eine Idee, die sich viel später Desault in Montpellier aneignete und die Almenar durch Camphor und Opium auszuführen versuchte. Was aber hauptsächlich hervorzuheben ist, er war auch in der Diät nachgiebig, weil die Syphilis eine langwierige Krankheit ist, und er verband die Einreibungen mit einer gleichzeitigen inneren Kur, weil, wie er sagte, das Uebel gross genug ist, um erst verdoppelter Anstrengung zu weichen, während umgekehrt, wenn es auf blosses Einreiben oder Abführen aufhört, die Natur das Meiste geholfen hat.

Seine Methode besteht also darin, dass er die Einreibungen mit Unterbrechungen anwendet, in der Zwischenzeit abführt und baden lässt und dem geschwächten Kranken durch stärkende belebende Kost wieder aufhilft. Genauer müssen wir sagen, dass seine Therapie sich 7 Indikationen stellte, ventris lenitio, evacuatio minorativa, digestio materiae, evacuatio ipsius, alteratio membrorum, confortatio ipsorum und accidentium correctio; alle entweder zu einem einzigen Heilkursus vereint oder für verschiedne Zwecke und Affektionen auch getrennt von einander anwendbar. Die beiden ersten sind von untergeordnetem Gewicht; sie bestehen nicht grade blos in einer direkten Schwächung des Körpers, im Gegentheil, in ihrer präparatorischen Eigenschaft machen sie sogar eine kräftige Ernährung zulässig. Almenar ging von der ganz richtigen Ansicht aus, dass eine stürmische Anwendung des Quecksilbers in einem nicht dazu vorbereiteten Organismus eine heftige Reaktion erzeugt, dagegen der langsamere und spärlichere Gebrauch eine bessere Ueberwachung möglich macht, wenn einmal der Organismus durch Anregung der Sekretion zur Aufnahme und Vertheilung eines so differenten Medikaments geschickter geworden. Eben deshalb verband er auch schweisstreibende Mittel mit der Inunction und erfüllte die dritte Indikation durch eine Art Holztrank, der in der damals beliebten Form eines Syrups gereicht wurde. Der Kalender für die Behandlung war nun der: 2 Tage Syrup, 3ter Tag Früh Syrup, Abends Einreibung, obere und untere Extremität incl. Hand und Fuss, immer nur die Volarseite, 4., 5. und 6ter Tag dreimal Syrup und zwei Einreibungen, so dass auf die Woche drei Einreibungen kommen. Nach diesem Cyclus interponirt er zur Vermeidung des Speichelflusses ein Abführmittel. Wenn eine Wiederholung nöthig ist, steigt er mit der Gabe des Syrups und des Quecksilbers; seine Receptformel steht allerdings der heutigen Sigmund'schen an Einfachheit bedeutend nach, denn sie enthält neben dem Quecksilber noch andre Beimischungen, die schon früher gegen chronische Hautausschläge angewendet wurden; der Quecksilbergehalt ist an sich gering im Verhältniss zur Sigmund'schen Salbe, die aus 1 Theil Quecksilber und 2 Theilen Fett zusammengesetzt ist. Die Formel bei Almenar heisst: Rinderfett 3 Unzen, Schweinefett 1 Pfund, Theriak von zwölf Jahren eine halbe Unze, Mithridat 1 Unze, Quecksilber 2½ Unze, vergoldete Silberglätte, litharg. auri und gewöhnliches Salz $\overline{aa}$ 1 Unze, aqua fumariae und seabiosae (damals in der Syphilis sehr beliebte Heilmittel) bis zur erforderlichen Consistenz. Diese Salbe, sagt er, ist die für die Krankheit geeignetste Medizin, das grösste und beste Geheimniss von allen Medikamenten, die man äusserlich anwenden kann. Wenn auch bei einer solchen Salbe möglicherweise schon nach der dritten Einreibung die syphilitischen Zufälle in manchen Fällen verschwunden sein können, so hat er doch, ganz abgesehen von den überflüssigen Zusätzen bei der unzweckmässigen Zusammensetzung seiner Formel, die Nachtheile des Quecksilbers nicht immer verhüten können, da er z. B. in bei Weitem kürzerer Zeit eben so viel Quecksilber verbraucht, als es Sigmund auf eine grosse Menge Einreibungen vertheilt hat, eventuell sogar, wie gesagt, die Quantität des Quecksilbers in der Salbe verstärkte, wenn er mit drei Einreibungen nicht ausreichte. Almenar kannte diese Nachtheile sehr gut, denn er schreibt ihm Kopfreissen und andre nervöse Zufälle zu. Die 4te Indikation erfüllt ein Abführmittel, Rheum mit Senna, die fünfte Bäder, stuffae, die sechste bestand darin, den oft schwach werdenden Kranken wieder zu kräftigen, und die letzte, nach allgemeinen Regeln der Chirurgie zurückbleibende, nicht mehr spezifisch syphilitische Leiden zu behandeln, die sich auch ohne Quecksilber leicht beseitigen lassen.

Für die damalige Zeit ist Almenar's Werk von eminenter Bedeutung. Nicht blos, dass er ein Specificum gegen die Krankheit empfiehlt, während die gelehrten Aerzte nur symptomatisch verfuhren und mit Aderlass und Abführmitteln eine eingefressene lues heilen zu können vermeinten, wogegen Almenar sehr treffend bemerkt, dass man einem Fiebernden doch nicht etwas gegen den Kopfschmerz oder den Durst zu verschreiben pflegt, und dass diese Symptome von selbst aufhören, wenn das Fieber vergeht. So sei es auch mit der Syphilis, sie besteht nicht blos in den Gelenkschmerzen oder in den Pusteln; Beides hört auf, wenn man die Syphilis heilt. Er hat auch damit gewissermassen die Norm angegeben, zu der man immer wieder bei den Schicksalen der Schmierkur, besonders wenn man bei den grossen Kuren und den starken Dosen des Quecksilbers die daraus entstandenen Nachtheile erkannte, zurückgekehrt ist. Von weit grösserer Bedeutung aber ist, dass er die damals grob empirische Anwendungsweise des Quecksilbers, die sich meist nur in den Händen ungebildeter Personen befand, in eine wissenschaftliche Form brachte und auch noch andere Heilwege mit ihr vereinigte, wodurch das ganze Verfahren an Sicherheit und Bequemlichkeit für den Kranken gewann. Der Geschichtschreiber der spanischen Medizin, Morejon, glaubt, dass Almenar der erste gewesen, der Dampfbäder zur Kur der Syphilis angewendet. Ich weiss nicht, wie es gekommen, dass das Buch im Ganzen so wenig Beachtung gefunden hat, ob es gleich bis auf einige im Sinne der Zeit liegende astrologische Schnurren durchweg einen sehr aufgeklärten und gut unterrichteten Geist verräth. Was man auch daraus ersieht, dass Almenar die Krankheit trotz des damals populären Glaubens an einen Ursprung aus den Sternen, auch er nennt sie passio saturnina, doch im Grunde für das ansah, was sie war, für eine luxuria, die man vermeiden könne, wenn man zu keinem lüderlichen Frauenzimmer geht. Soll ich aber eine Meinung darüber äussern, warum das Buch in Vergessenheit gerathen, so sind wohl hauptsächlich die unbegründeten Urtheile anzuklagen, welche selbst hervorragende Geschichtschreiber wie Freind und Astruc gefällt haben, denen zufolge dasselbe nur ein Plagiat italienischer Schriftsteller, namentlich des Leonicenus und des Benedetti sein sollte. Seguer, ein gelehrter valencianischer Arzt, beweist, dass das Umgekehrte der Fall ist, denn 1. Almenar ist ausführlicher als Benedetti, und ein Plagiator verkürzt eher, als dass er verlängert; 2. in der Sammlung der Autoren über Syphilis von 1516 findet man Almenar, aber nicht Benedetti; 3. Freind selbst nennt den Almenar, aber nicht den Benedetti, der später als Almenar lebte; 4. Almenar war ein reicher Mann, brauchte also keine Plagiate zu machen, um ein Buch zu schreiben. Dasselbe meint auch Haller[1]). Zum Ueberfluss hat Morejon beide Werke genau verglichen und ihre Verschiedenheit genau constatirt. Almenar

---

[1]) Vergl. Memorias cronologicas e criticas para servir à historia de cirurjia moderna por Manuel Gomez de Sima, Oporto 1562.

nimmt zur Salbe Theriak, Mithridat u. s. w. Benedetti hat die alte Formel von Mesuë gegen die Krätze. Benedetti lobt Blutentziehungen und Schröpfköpfe, Almenar tadelt sie und mit Recht. Almenar spricht nicht vom Guajae, der damals in Spanien noeh nicht eingeführt war, Benedetti spricht sehr viel davon. Etwas übertrieben, aber doch nicht ganz ohne Grund, sagt Morejon, dass die alten spanischen Werke über Syphilis durchaus nichts zu wünschen übrig lassen, was die Erkenntniss der Ursachen, Symptome, Prognose, Kur und Prophylaxe der Krankheit anbelangt. Er beruft sieh dabei auch auf die zu den ältesten Schriftstellern über Syphilis gehörenden *Pintor* und Gaspar *Torrella*. Beide, Spanier aus Valencia, sind in der Literatur der Syphilis hinlänglich bekannt, wohl, weil ihre Bücher in Rom, wo sie lebten, erschienen waren. *Pedro Pintor* ist zwar von Astruc übergangen worden, steht aber im Luisinus des Boerhaave. Sein Buch heisst Aggregator Scutentiarum Doctorum omnium de praeservatione et curatione pestilentiae, Romae apud Eucharium Silber, 1499 in Folio, ist dem Pabst Alexander VI. gewidmet, dessen Leibarzt er zugleich mit Torrella war; die erste Notiz von diesem sehr seltenen Werke verdanken wir Cotugni; das 4. bis 7. Capitel handeln von der Syphilis. Die darin enthaltene Beschreibung der Krankheit hat man als eine der frühesten oft genug citirt; ich beschränke mich deshalb auf das, was Pintor über die Behandlung sagt. Er bespricht die damals bereits gebräuchlichen Schmierkuren mit den von früher her bekannten Krätzsalben, welche des Morgens bei noch nüchternem Magen eingerieben wurden und in 8 Tagen ebensowohl den Aussehlag abheilten, wie sie die Schmerzhaftigkeit in den Gelenken milderten; dafür brachten sie aber auch den Kranken in Erstickungsgefahr suffocatio in ore eum alcolis (Schwämmchen), d. h. sie erzeugten einen Mercurialismus, der bedenklich wurde, wenn man nicht rasch Einhalt that. Eine dieser Salben führt Pintor als das Mittel eines Portugiesen auf, qui stabat in Angeli castro, also eines Apothekers, der an der Engelsburg feil hatte, und man könnte daraus schliessen, dass Kenntniss und Gebrauch dieser Mittel von der pyrenäischen Halbinsel ausgegangen sind, wo die Araber sie eingeführt hatten. In dem Fall des Kardinals von Segovia entschied sich der zum Coneil hinzugezogene Pintor für den Gebrauch des Queeksilbers, das zwar einen lebensgefährlichen Speichelfluss bewirkte, aber abgesehen von diesen durch Gargarismen zu beseitigenden Mundzufällen die Krankheit heilte. Pintor bemerkt hierbei, dass eine materia pauca vollständig durch Quecksilber getilgt wird, grössere Anhäufungen von Krankheitsstoff nur gedämpft werden (ganz die Ansicht des verst. v. Baerensprung), vielmehr die schmerzhaften Zufälle unter Angst und Schlaflosigkeit zurückkehren und einen Zustand von Melancholie herbeiführen. Die hier ausgesprochene Ansicht kann man auch heut noch gelten lassen. Es scheint in der That von der quantitativen Blutverderbniss in der Syphilis abzuhängen, wie weit die Macht des Quecksilbers reicht, und das Wiedererscheinen oder besser gesagt, das Nochnichtgetilgtsein der venerischen Dyskrasie giebt sich oft durch nichts Anderes als durch die gedrückte Stimmung zu erkennen, die den Mangel eines vollständigen Wohlbefindens beweist. Es fragt sich nur, ob man auf eine solche Muthmassung allein gleich schmieren soll. Pintors Bemerkungen zeugen von vieler Erfahrung; er spricht davon, wie man durch gute Kost, Hühnerbrühen, brodia caponum, und Gemüse die Consumtion der Kräfte verhüten, durch eine Milchdiät und gleichzeitigen Gebrauch von Abführmitteln, Theriacs, die heftigsten Beschwerden wenigstens lindern, den Giftstoff mehr auf die Haut locken und die Säfte milder machen kann. Selbst in denjenigen Fällen, wo seiner Meinung nach die Virulenz am stärksten ist und corrodirende Pusteln auf dem Kopfe erzeugt, will er durch lokale Mittel die Ulceration hier festhalten und auf erweichendem Wege die Krankheit hier gleichsam zum Austrag bringen. Ich kann mir nicht anders denken, als dass er grössere Beulen auf dem Kopf zur Eiterung hat übergeben lassen, bei dem pustulösen Exanthem milde Salben angewendet hat, um den Kopf wieder rein zu machen. Er sagt, dass er dieses Symptom auch bei armen Leuten sehr häufig gesehen. In der That ist der Kopfausschlag zumeist ein Zeichen einer sehr heftigen und tief eingefressenen lues, wie ich mich selbst mehrmals zu überzeugen Gelegenheit hatte, und ich weiss einen Fall, wo ein Mann jahrelang mit einem solchen borkenartigen Ausschlag, der auch die Haare ausgehen machte, sich quälte, ohne dass Jod und Schmierkur eine vollständige Heilung zu bewirken im Stande waren. Unter solchen Umständen wird es wohl erlaubt sein, auch mit äusseren Mitteln zu Hülfe zu kommen. Pintor weist an einer andern Stelle darauf hin, wie oft nach der Anwendung allgemein wirksamer Mittel, inclusive der Schmierkur, bei gewissen lokalen Uebeln nichts anderes übrig bleibe, als ein rein chirurgisches Verfahren einzuschlagen. So rühmt er ganz besonders die Erweichung und Eröffnung harter Tumoren durch caustische Medikamente. Es mag ihm darum zu thun gewesen sein, gleichsam einen Abzugskanal für die schlechten Säfte zu gewinnen und einen oder mehrere Orte zu haben, wo er eine lange Eiterung unterhalten konnte. Oportet pustulas tenere apertas et fluxas per multum tempus, usque quo tota materia coarctata evanescat, sicut a me visum fuit in pluribus patientibus hunc morbum. Propterea si natura hoc non fecerit, medicus facere debet. Cauteriis autem hoc officium optime absolvitur, quae dein in *ulcera artificialia* convertuntur, quibus locum pro loco doloris assignat. Am Ende war Pintor auch schon Syphilisateur.

Pintor ist nicht blind gegen die Nachtheile des Quecksilbers, aber die Ueberzeugung von der Nothwendigkeit und Heilsamkeit dieses Mittels steht bei ihm fest. In den stärkeren Graden der Krankheit licitum erit medico facere inunctionem et per inunctionem removebitur fortasse dolor et pustulae sanabuntur. Multi cum unctione perfecte sanati fuerunt et nunquam post passi sunt aluhumata. Jeder erfahrene Arzt wird gewiss seine Ansicht billigen, dass es besser ist, bei schweren syphilitischen Leiden die Lebenskräfte bis zur Ohnmacht zu schwächen, als den Kranken ungeheilt zu lassen, zumal noch im Anfang der Krankheit. Kalt-Wasserkuren verwirft er, und mit Recht, warme Bäder sieht er nur als ein Unterstützungsmittel an, räth jedoch hinterdrein eine Trink- und Badekur an den heissen Quellen von Viterbo. Es ist bekannt, dass Schwefelthermen in der Syphilis nachtheilig sind, höchstens nach vorangegangenem Quecksilbergebrauch in veralteten mit Gicht und Rheumatismus complicirten Fällen angerathen werden dürfen, wie dies Wendt und Hausleutner in Bezug auf Warmbrunn gethan. Die ältesten Nachrichten über dieses Bad von Caspar Hoffmann, churfürstlich brandenburgschem Leibarzt, aus dem Jahre 1569 und Martin Pansa 1618 warnen ausdrücklich davor, Syphilitische dahin zu schicken. Zu Pintor's Lebensgeschichte ist noch nachzutragen, dass er als berühmter Arzt im hohen Alter von 80 Jahren in Rom 1503 gestorben ist; er liegt in der Kirche von St. Onufrio begraben, wo seine Frau ihm und dem Sohne, der im Alter von

38 Jahren verstarb, ein noch heut dort befindliches Denkmal setzte. Von einem dieser beiden Pintors soll die spanische Uebersetzung eines italienischen Gedichts Hero und Leander herrühren: Poematia quaedam Italica Hieronimi Fenaroli et Mentovati: De Leandro et Ero: Apud Ferdinandum de Herrera Hispalensem comment. ad Garciam Lassum. Dieser Garcilasso hat sich grosse Verdienste um die spanische Literatur durch Einführung der italienischen Poesie in dieselbe erworben, fand aber einen heftigen Gegner an dem berühmten spanischen Dichter Castillejo, der ebenfalls in diesen Blättern noch erwähnt werden wird, und der sich gegen jede Neuerung der altkastilischen Formen in der Poesie erhob.

Gaspar Torrella gehört mit zu den besten Beobachtern der Syphilis in der damaligen Zeit, der trotz oder vielleicht wegen seines geistlichen Standes, da er am Hofe Alexanders VI. näheren Zutritt hatte, das Uebel sehr genau kennen gelernt. Der Pabst ernannte ihn zu seinem Hausprälaten und zum Bischof von Santa Justa auf der Insel Cerdeña. Julius II. hob diesen Bischofsitz auf, gab aber Torrella dafür den von Oristan und liess ihm den Titel von Santa Justa. In solcher Eigenschaft unterzeichnete er auch 1512 auf dem 5ten lateranischen Concll, das Julius II. abhielt. In der Vorrede zu seinem Werk, de ulceribus et dolore in pudendagra[1]) sagt Gaspar Torrella: mein Vater war Arzt, und hat sich durch seine grosse Erfahrung in dieser Kunst ein ewiges Andenken gestiftet; jetzt sind wir drei Brüder, Söhne dieses Vaters, Doctoren in derselben Fakultät und ich der geringste unter ihnen. Das Buch schrieb er, nachdem er sich schon 10 Jahre von der Praxis zurückgezogen hatte. Dass ihm die Krankheit als ein krätzartiger Ausschlag erschien, lässt sich wohl glauben; wenn er ihr aber den Namen pudendagra beilegt, so kann man daraus schliessen, dass er die richtige Quelle nicht übersehn.

---

[1]) Der vollständige Titel lautet: Tractatus cum consiliis contra pudendagram, seu morbum gallicum, cui adjicitur in fine ? Impressum Romae per magistrum Petrum de Laturre anno 1497, die 22 novembris, sedente Alesandro VI. pontifico maximo, 4°. Von dieser Ausgabe giebt die Bibliotheque du Roi et Mazarin Nachricht und sagt, dass sie in gothischen Charakteren gedruckt ist, p. 567; p. 571 heisst es, dass das Buch in Rom von Johann Besickem und Martin de Amsterdam 1599 wieder gedruckt wurde. Johann Georg Schenk sagt in seiner Bibliotheca medica, dass dasselbe in Pavia 1521 fol. nochmals gedruckt worden.

Dies geht auch aus einer Warnung hervor, die er in puncto sexus seinen Amtsbrüdern giebt, die gern einmal über die Schnur hieben, quia in coitu est quaedam delectatio, ideo dixi, dum de delectatione loquebar, ut cum evitaret, quantum posset ad tempus ad minus, et si non posset abstinere, uteretur saltem cum muliere non infecta, et hoc digestione completa, Abends, nicht schon am Tage. Es ist ganz vernünftig, dass der Bischof Torrella einen solchen Rath giebt, wenigstens nicht zu einer Hure zu gehn, wenn man's durchaus nicht lassen kann; aber welche Naivität, dass damals, ich will nicht sagen, ein Bischof ungenirt von solchen Dingen spricht, nein, dass andere, selbst laienhafte Schriftsteller besagte Rathschläge den Prälaten gaben, wie sie ohne Schaden der Gesundheit sich ihres Ueberflusses entledigen und eine vergnügte Stunde sich machen könnten.

Torrellas Abhandlung zeichnet sich durch Geist und Erfahrung aus. College Pintor hatte die Krankheit in Rom wie eine Gottesgeissel geschildert, die man schon aus den bösen Constellationen der Gestirne hätte vorhersagen können, und in der Beschreibung sich hauptsächlich an die Pusteln gehalten, in denen er die Saphati und Aluhumata der Araber, d. h. blatternartige Exantheme wieder fand. Dadurch verleitete er zu dem Glauben, dass man ein fieberhaftes Exanthem vor sich habe, das aus ungünstigen epidemischen Einflüssen entsteht, wie er denn in der That auch die Witterung, Ueberschwemmungen u. s. w. anklagte. Eine nach solchen Gesichtspunkten aufgestellte Therapie mit Aderlass etc., wie sie damals bei den gelehrten Aerzten Mode war, konnte natürlich nicht viel nützen. Wenn Torrella sagt, dass die, welche die Syphilis wie die Krätze kurirten, die meisten gerettet haben, so wissen wir jetzt, warum das war; — weil sie Merkurialsalben nahmen. Torrella traf den Nagel auf den Kopf bei den Worten, dem Schmerz gebührt gar keine besondere Therapie, die Krankheit muss man heilen, wovon der Schmerz nur ein Symptom ist; wird die Krankheit geheilt, hört der Schmerz von selbst auf. Davon hatten die meisten damaligen Aerzte keinen Begriff, denn sie kannten weder den ganzen nosologischen Umfang der Syphilis, noch die specifische Wirksamkeit des Quecksilbers, kurirten mit einer allgemeinen aber ungenügenden Therapie, die das Gift nicht neutralisirte, oder mit örtlichen Mitteln, die nur stellen- und zeitweise halfen. Man brauchte wohl Merkur als Ingrediens mancher Salben, aber ohne genügende pharmakologische Kenntniss und Erfahrung. Es giebt noch heut viele Aerzte, die es nicht richtig wissen, weshalb der alte Streit über die Behandlung der Syphilis mit Merkur immer von Neuem wieder auftaucht, und es lässt sich also leicht erklären, was damals die Unwissenheit für Unglück angerichtet hat. In des Pabstes Familie und nächster Umgebung gingen mehrere hochgestellte Personen auf diese Weise zu Grunde, Johann von Borgia, sein Bruder Alphons und der Cardinal von Segovia, von dem trotz der durch Quecksilber bewirkten Heilung Torrella richtig prophezeite, dass er an Marasmus sterben würde, denn alte Leute macht das Quecksilber leicht marastisch. Es gereicht dem Torrella zur Ehre, dem man sonst niederträchtige Lobhudelei gegen die päbstliche Familie vorgeworfen hat, obwohl ich nicht einsehe, warum den Borgias ihr Verdienst um die italienische Literatur und die Wissenschaften überhaupt, was Torrella etwas schwülstig hervorhebt, abgesprochen werden soll, dass er ungescheut Pabst und Fürsten wegen ihrer schlechten polizeilichen Fürsorge um die allgemeinen Sanitätsmassregeln angreift. Die Bordelle, ein so nothwendiges Uebel sie auch waren, mussten doch beaufsichtigt werden, und in dieser Nachlässigkeit sah Torrella ganz richtig ein Hauptmoment der Verbreitung der Lustseuche, nicht in den lächerlichen Fixfaxereien, denen gegenüber er mit Ptolemaeus ausruft: sapiens dominabitur astris. Ein vernünftiger Mensch braucht sich nicht über seinen Unstern zu beklagen, das gilt, wenn irgend wo, von der Syphilis, denn die unglücklichen Kranken machen gerne die Sterne für sich verantwortlich, so wie mein Lehrer, der Professor Benedict immer sagte, wenn der Kranke behauptete, ich weiss gar nicht, wie ich dazu gekommen bin, nun ja, der Mond hat darauf geschienen. Hier hat Torrella einen tiefen Blick gethan, und es ist zu bedauern, dass er so viel Witz, Geist und Erfahrung durch eine Huldigung geschändet hat, die er dem Vorurtheile seiner Zeit darbrachte, dass man sich nämlich die Syphilis durch Aussaugen des Geschwürs vom Halse schaffen soll. Gewiss fanden sich Elende, die für Geld auch zu solchem Dienst sich erniedrigten, aber dergleichen Forderungen und Anerbietungen verdienen die strengste Züchtigung, und wenn die Fakultät von Montpellier aus diesem Grunde einen Doctor mit Schimpf und Schande zur Stadt hinausjagte, so hat sie nicht mehr, wie ihre Schuldigkeit gethan.

Bekanntlich ist Torrella der Gegenstand einer Controverse zwischen Simon in Hamburg und Prof. Haeser geworden. Torrella hat nämlich zwei Traktate über die Syphilis herausgegeben, von denen der erste de pudendagra 1497 verfasst, den passus enthält: »Incepit haec maligna aegritudo anno MCCCCXCIII in Alvernia, et sic per contagionem pervenit in Hispaniam ad Insulas, inde Italiam et demum serpendo totam Europam peragravit, et si fas dicere est totum orbem:« der andere de ulceribus et dolore oder genauer Dialogus de dolore cum tractatu de ulceribus in pudendagra evenire solitis 1499 verfasst sein soll zur Zeit, als der Autor Arzt des römischen Gesandten am Hofe von Blois war, d. h. des Caesar Borgia, natürlichen Sohnes Alexanders VI., der wahrscheiulich guten Rath in dieser Beziehung brauchen konnte, und dem er dieses Buch gewidmet hat. Morejon, der sonst sehr genau im Schriftenverzeichniss seiner spanischen Landsleute und in den biographischen Notizen über dieselben ist, hat unter den 4 Werken des Torrella, von denen 3 nicht syphilitischen Inhalts sind, diesen zweiten Tractat nicht verzeichnet, obwohl er einmal beiläufig den Titel de ulceribus et dolore in pudendagra anführt, auch sagt er nicht, dass Torrella in Paris gewesen. In diesem zweiten Traktat theilt Torrella die gewöhnliche Meinung, dass die Krankheit vom Zuge der Franzosen nach Neapel Franzosenkrankheit genannt worden sei. Simon behauptet nun, Torrella habe sich bei der ersten Aeusserung über den Ursprung der Krankheit geirrt, und sei erst, als er das zweitemal die Feder in die Hand nahm, gut unterrichtet gewesen. Indess reproducirt Torrella in dem zweiten Traktat nur die gewöhnliche Volksmeinung; er ist nur ein Zeuge mehr für das, was wir längst schon wissen, dass der Volksname Franzosenkrankheit war; auch ist dieser Traktat eine populäre Schrift in Form eines Zwiegesprächs zwischen einem Arzt und einem Laien; der erste Traktat aber eine wissenschaftliche Abhandlung, der Torrella auch seine medizinischen Beobachtungen augehäugt hat (daher es im Titel heisst: cui adjicitur in fine) und man könnte daraus vielleicht eher schliessen, dass er grade in der ersten Abhandlung seine eigene und wissenschaftliche Meinung geäussert hat. Denn von einer blos hingeworfenen Aeusserung, wie Simon meint, ist dabei nicht die Rede. Astruc sagt, Torrella affirmat malignam aegritudinem incepisse in Francia, weil er auch die Worte des Torrella für deutlich und bestimmt genug hält resp. für dessen wissenschaftliche Ueberzeugung; auch heisst es bei Astruc: in Francia, und die Worte in Alvernia sind nach Astruc eine Interpolation des Luisinus, der sich mehrfache Entstellungen des Textes erlaubt hat. Giebt man eine Bekanntschaft der Franzosen mit dem Uebel von früher her zu, so erklärt sich auch, warum die Italiener es nach den einrückenden Franzosen benannt haben, weil sie, wie der Franzose Astruc selbst sagt, eben glaubten, dass die Franzosen von Hause aus damit behaftet waren, imaginantibus ipsum Gallis connaturalem esse; dass es die Franzosen dann wieder mal oder souvenir de Nâples genannt haben, ist noch kein Hinderniss dagegen, dass sie es nicht schon mitgebracht, nur dass das Uebel sich in dem Capualeben von Neapel arg verschlimmert hat. Simon beruft sich zwar auf Thiene, der bei dem ersten Ausspruch des Torrella in der Originalausgabe ein ut ajunt gefunden, und beweist daraus die Zweideutigkeit des dictums; aber auch Astruc kennt doch diese erste Ausgabe, wo »in Francia« steht, und wo er sagt: hujus loco collegitur in collectione Veneta Aloyisii Luisini: in Alvernia. Wie kommt es denn, dass Astruc dieses ut ajunt übergangen hat, er, der doch auch ein Interesse hat, eine solche Aeusserung des Torrella als oberflächlich darzustellen? Schliesslich ist es nicht höchst merkwürdig, dass ein Mann, der einen Arzt zum Vater gehabt, dessen zwei Brüder Aerzte sind, der selbst schon so und so lange praktizirt, sich nicht eine bestimmte Meinung über das Wesen und den Ursprung der Krankheit gebildet haben soll und sich immer blos auf Referate vom Hörensagen beschränkt?

Von einer besonders auffallenden Neuheit des Uebels findet man bei Torrella überall keine Spur. Wenn er auch Analogieen mit einigen Citaten aus dem Alterthum zurückweist, hält er doch die Krankheit nur für eine Art scabies, die sogar noch auf andrem Wege als per coitum sich erzeugen kann. In dieser Weise ist zwar nicht von einer constitutionellen Syphilis, wohl aber von einem constitutionellen Blutleiden die Rede, und Niemand wird verkennen, dass manche Schärfen oder richtiger manche flechtenartigen Hautausschläge, die blos aus einer unangemessenen Lebensweise entspringen, grosse Aehnlichkeit mit der Syphilis haben können. Wenn nun zur Zeit als Torrella schrieb, eine bestimmte Modification der Syphilis in ungewöhnlicher Heftigkeit auftrat, nämlich die pustulöse, so war diese

Form allerdings etwas Neues, aber keineswegs ohne Verbindung und ohne Antecedentien, und Torrella hatte guten Grund, nicht blos an scabies, sondern auch an Frankreich als an die Heimath des Uebels zu denken, weil bekanntlich gewisse Gegenden von Gallien diesen Hautausschlägen sehr ausgesetzt sind. Bereits zu den Blüthezeiten des Aussatzes wanderten die mit dem mal de St. Mein d. h. mit einer Art fetten Krätze Behafteten zu den Kapellen des heiligen Sementius, und Torrella erzählt uns, dass man die Syphilis in Catalonien, Valencia und Aragonien morbum Sementi genannt habe, weil nach dem Zeugniss des Geschichtsschreibers Ximenes, eine ähnliche Krankheit schon früher da gewesen war, und weil man die Intervention dieses Heiligen dabei anrief. Derselbe Heilige wurde aber auch in England verehrt, und es scheint also, als ob die ganze celtische Race, vielleicht wegen ihres zarten Teints, eine besondere Disposition zu dergleichen pustulösen Ausschlägen gehabt hätte, und dann wäre es noch nicht so fern liegend, sich der etymologischen Verwandtschaft zwischen gâle und Gallier zu erinnern, zumal ein alter englischer Lexicograph to gall mit cuticulam defricare übersetzt, und auch in Schottland, welches die celtische Race doch ursprünglich occupirt hatte, heut noch die Krätze eine sehr verbreitete Krankheit ist. Warum man speciell noch an die Auvergne gedacht hat, kann ich mir nicht anders erklären, als dass einmal in diesem armen Käselande viel Hautausschläge immer endemisch waren, das andremal die Auvergne, wie immer, so auch zu Carls VIII. Zug nach Italien die meisten Soldaten geliefert hat, und Krätzige sehr geneigt zu geschlechtlichen Ausschweifungen sind, eine Beobachtung, die man ja auch schon beim Aussatz gemacht hat. Wie dem aber auch sein möge, die spanischen Aerzte betrachteten auch schulgemäss die Syphilis als Krätze, nennen sie immer blos die Pusteln, Villalobos z. B. bösartige oder ägyptische Krätze, wie wir heut z. B. ägyptische Augenentzündung oder ophthalmia contagiosa sagen, und erklären sie nach galenischen Doktrinen mit den Interpretationen des Avicena, wie sie damals auf den Universitäten vorgetragen wurden. Nimmt man einen Zusammenhang zwischen Syphilis und Krätze an, respective dass die Syphilis von Vierzehnhundert und einige Neunzig ein Gemisch von Syphilis und Krätze gewesen, so kann man damit, unbeschadet der nothwendigen Fortpflanzung zumeist durch den coitus den epidemischen Ursprung und die epidemische

Ausbreitung erklären, wie auch manche sonst unerklärliche Symptome, wie den borkenartigen Charakter der Ausschläge, die ungeheure Schmerzhaftigkeit namentlich der Gelenke, die viel eher der Krätze eigenthümlich ist, als der Syphilis an sich. Für diese epidemische Ausbreitung oder das Ueberhandnehmen der Krankheit hat, wie schon gesagt, Torrella noch andre Erklärungsgründe beigebracht, die staatlich unbeaufsichtigte Hurerei und den Mangel einer guten ärztlichen Hülfe, in Folge dessen die armen Kranken in die Hände von Quacksalbern fielen, aromatarii, herbarum collectores ceterique mechanici et vagabundi nennt er sie, die mit ihren lügenhaften Versprechungen dem Publikum nur das Geld aus der Tasche zogen, und wie er in seinem gerechten Eifer sehr hübsch sich ausdrückt »wenn hier die physici nicht drein sehn werden, wird der Himmel selbst ein Einsehn haben müssen.« Er schlägt vor, *dass alle verdächtigen Frauenzimmer aufgegriffen und im Hospital untersucht werden sollen, Aerzte zu ihrer Behandlung angestellt und Niemand entlassen werde, dem der Arzt nicht bescheinigt, dass er vollkommen geheilt ist.*

Die Krankengeschichten des Torrella beweisen, dass er den coitus mit unreinen Frauenzimmern als die genetische Ursache des Uebels angesehn. Namentlich eine, deshalb schon von Astruc, Girtanner und Simon citirt, ist von entscheidendem Werth. Nicolaus Minor, Valentinus, mihi intima caritate conjunctus, aetatis 24 annorum fere, mediocris staturae atque habitudinis, complexionis sanguineae ad coleram tendentis de mense Augusti habuit rem cum muliere, habente pudendagram, qua re eadem die ipse fuit eodem die infectus, quae infectio incepit apparere in virga, ut solet ut plurimum aliis evenire, nam sequenti die apparuit ulcus in virga (Chanker) cum quadam duritie longa tendente versus inguina ad modum radii cum sorditie ac virulentia. Die Stelle, die von äusserster Wichtigkeit ist, ut solet ut plurimum aliis evenire, und welche beweisen würde, dass er doch schon sehr viele Fälle der Art aus eigener und anderer Erfahrung, und das schon viele Jahre vor der sogenannten Entdeckung der Syphilis, gekannt haben muss, steht in dem Astruc-Girtannerschen Citate nicht, das überhaupt etwas anders lautet, als das Simonsche, das unmittelbar aus dem Luisinus excerpirt ist. Dagegen haben jene Beiden neben Mense Augusti die Jahreszahl 1497, Girtanner 1496 hinzugesetzt, die im Simonschen

Citate fehlt; das Buch ist, wie oben gesagt, am 22. November 1497 im Druck beendet erschienen, aber nach seinem eignen Geständniss 10 Jahre, nachdem er sich von der Praxis zurückgezogen; es kann also einen Fall betroffen haben, den er in Valencia behandelt hat. Auch von Pintor vermuthete Hensler, dass er in Valencia schon solche Fälle gesehn, also lange vor 1494. Der Ausdruck pudendagra ist grade so vieldeutig, wie unser Wort Venerie und bezeichnet bei Torrella ebenso die Anfangsgründe der Syphilis, den Chanker beim Manne, möglicher Weise selbst den blossen Tripper beim Weibe, wie auch die ganze constitutionelle Syphilis. Der junge Mann aus Valencia, dessen Krankengeschichte Torrella erzählt, wurde auffallend rasch secundär. Ist es schon merkwürdig, dass er bereits den Tag darauf, nachdem er beim Frauenzimmer gewesen, ein virulentes Geschwür mit einer fühlbaren Verhärtung der Lymphgefässe aufweisst, so heisst es nun von ihm noch weiter: post sex dies, ulcere semicurato, arreptus fuit ab intensissimis doloribus capitis, colli, spatularum, tibiarum, brachiorum et costarum; clapsis postea decem diebus apparuerunt multae pustulae in capite, facie et collo. Obwohl es nun grade nicht unglaublich ist, dass eine allgemeine lues schon nach 14 Tagen ausbricht, so hatte vielleicht die ungenügende Therapie mit daran Schuld, weil nämlich schon am 6. Tage dieses offenbar bösartige Geschwür fast zugeheilt war; und das kann unter ähnlichen Umständen auch heut noch passiren, dass ungewöhnlich rasch und heftig sekundäre Symptome nach voreiliger Schliessung eines virulenten Chankers ausbrechen. Die andern 4 Krankengeschichten, es sind dies die ersten, die überhaupt geliefert worden sind, zeigen eine geringere Velocität; zweiter Fall beginnt mit ulcuscula in virga, nach 4 Wochen Pusteln, bald darauf Heiserkeit; 3. Fall Krusten und Eiterung nach 10 Monaten; der Fall ist auch per viam contagionis entstanden; 4. Fall nach Torrellas Angabe entstanden, weil der Betreffende mit seinem inficirten Bruder in einem und demselben Bett geschlafen; Borkenbildung schon nach 2 Monaten, aber mit Nachlass der schmerzhaften Symptome, mit welchen die Krankheit angefangen hatte und so vice versa bis zum Ausbruch von Geschwüren am Unterschenkel; 5. Fall endet mit einem tiefgehenden Geschwür an der tibia. Es ist meiner Meinung nach kein Grund da, anzunehmen, dass diese Geschichten nicht schon aus einer früheren Erfahrung herrühren können, wenn auch Astruc bei jeder einzelnen das, genaue Datum aus dem Jahre 1497 hinzugefügt hat. Die Therapie des Torrella geht hauptsächlich auf das Schwitzen, auf das Heraustreiben des krankhaften Stoffes nach der Haut, weil man die Beobachtung gemacht hatte, dass mit der Eruption die Schmerzen nachliessen; die nächtlichen Schmerzen müssen ein sehr quälendes Symptom gewesen sein, und Torrella ist einer der ersten, der in seiner Therapie darauf Rücksicht nimmt und eine pathologische Erklärung dafür sucht. Nicht minder ist er wegen der besondern Hervorhebung der Tibialgeschwüre bemerkenswerth; denn diese bilden, so zu sagen, das Gros der Syphilis, während die Pusteln noch als Tirailleure gelten können. Es lässt sich nicht denken, dass in so desperaten Fällen die Schwitz- und Verdünnungskur ausgereicht habe; zu letzterem Zweck hat er eine eigene Syrupformel komponirt; übrigens wird noch heut (vergleiche die Berichte aus dem Krankenhause von Bologna) in Italien viel Syphilis mit Dampfbädern (stuffis) und Abführmitteln oder Holzträuken kurirt. Die Feindschaft also gegen das Quecksilber und die Inunctionskuren, wie sie Torrella geäussert hat, muss man nicht so genau nehmen, er verlangt nur rationelle ärztliche Behandlung, nicht das Freigeben der Syphilis an die Barbiere und Marktschreier. Das damals gebräuchliche unguentum Saracenicum konnte auch Speichelfluss bewirken, und in den Händen Unerfahrner können Mercurialkuren allerdings sehr böse ablaufen. Indess giebt Torrella selbst zu, dass jene Salbe, wenn sie auch die Zähne wacklig und das Zahnfleisch lose macht, doch die Säfte durch den Mund ausführe, und es liegt keine bestimmte Erklärung von ihm vor, dass er sich des Mercurialgebrauchs, wofür er noch zwei andere Formeln kennt, gänzlich enthalten.

In der Theorie stimmen alle diese spanischen Schriftsteller mit einander überein. Almenar hält die Krankheit, die er auch unter dem Namen patursa aufführt, für eine schlimme epidemische Disposition in den Gliedern, besonders in der Leber, den Venen und Säften, daher die Schmerzen und Pusteln; die Krankheit ist eine und nicht viele, nicht die Saphati, diese sind serpiginös oder krätzig, die Pusteln und Schmerzen sind blos accidentell, die Ursachen sind die Luft und das Contagium, pus, coitus, lactation u. s. w.; phlegmatisches Temperament disponirt am wenigsten dazu; unter den Symptomen nennt er Erosionen am männlichen Gliede, Schwere im Kopfe, Schmerzen im Halse, Nacken, Schultern, Ellenbogen, Knie, zuweilen in den Muskeln fixirt und am stärksten in der Nacht; dann beschreibt er die Pusteln nach den 4 Qualitäten, setzt aber hinzu, dass gewöhnlich die Zeichen confundirt sind, weil selten bloss ein humor ergriffen ist. Behandlung hat sich nach dem dominirenden humor zu richten. Prognose ist besser, wenn das Uebel noch frisch ist, weil je älter das Uebel, desto schwieriger zu heilen; darum soll man sich bald kuriren lassen; wenn die Pusteln herauskommen, ist die Kur leichter, als wenn sie nicht herauskommen, und die Schmerzen heftig sind; schlimm sind die gummata und nodi. Junge Leute sind leichter zu kuriren als alte. Die res sex non naturales werden ausführlich von ihm besprochen; er räth den Syphilitikern, sich das Zimmer mit wohlriechenden Pflanzen auszutapezieren, sie sollen leichtes Brod, zartes Fleisch, Süsswasser- und Schuppenfische geniessen; keine Milchspeisen, wenn die Leber oder der Magen ergriffen ist, im andern Falle aber wohl, denn sie sind bei der lepra gut, und die habe grosse Aehnlichkeit mit dem morbus gallicus. Weisswein in geringer Quantität erlaubt, Maass halten in Schlaf und Wachen, Vermeidung aller Gemüthsbewegung, besonders der niederdrückenden, der Kranke soll Muth und Vertrauen zu seiner Wiederherstellung haben, und sich angenehme Gesellschaft zu verschaffen suchen. Zu den Bädern, die er alle 6 bis 7 Tage zu wiederholen räth, setzt er erweichende Kräuter: Malven, Eibisch, Melilotus, Rosen, Lapatum und Fumaria hinzu; vom Aderlass sagt er, dass er selten passe. Zu den prophylactischen Massregeln gehört, dass man sich nach dem coitus wasche, aber nicht mit kaltem Wasser.

Die grossen Verdienste Almenars, von dem das Ausland 8 Auflagen, Spanien nicht eine einzige veranstaltete, den aber noch vor 20 Jahren Morejon als Handbuch der Syphilis in seinen klinischen Vorlesungen benutzte, sind von den beiden besten Forschern der neueren Zeit in der Geschichte der Syphilis, Hensler und Simon, nicht übersehen worden. Hensler sagt, dass er die einzig wahre, wenn auch noch grobe Methode zur Heilung der Syphilis angegeben, und Simon, dass sein Verfahren die Grundlage aller Schmierkuren bis auf unsre Zeit genannt werden muss. Er erkennt auch ferner an, dass Almenars Formel zur Anwendung des Merkurs im Vergleich zu den andern damals gebräuchlichen Vorschriften, die mildeste von allen Methoden war, und so hat Morejon grade nicht zu viel gesagt, dass man den wichtigen und wohlthätigen Rath dieses Mannes nicht gekannt oder gemissachtet und dadurch grosse Uebel herbeigeführt habe, die unglücklicherweise bis auf unsre Tage fortgedauert haben. War doch der Missbrauch des Quecksilbers selbst in den Hospitälern so gross, dass man in den Reglements die Pfunde Speichels verzeichnet findet, welche die Unglücklichen zu entleeren hatten, die, wie Morejon treffend sagt, sich einem Uebel unterwarfen, das man die Kur ihrer Krankheit nannte.

Dem Leser wird es aus einigen schon gegebenen Andeutungen klar geworden sein, und es soll dies auch noch weiter von mir bewiesen werden, dass den spanischen Aerzten, namentlich den älteren und erfahrenen, die Syphilis keine so neue und fremdartige Krankheit war, als man gemeiniglich annimmt. Einige sind ganz entschieden der Ansicht, dass ähnliche Leiden auch früher dagewesen, wie z. B. der berühmte Chirurg Andreas Alcazar, von dem ich später noch reden werde. Die Fabel von dem amerikanischen Ursprung der Syphilis ist schon so oft und so gründlich widerlegt worden, dass man kein Wort weiter über eine so unsinnige und unhistorische Behauptung zu verlieren braucht. Pintor, Torrella und Almenar, als die ältesten Schriftsteller über den Gegenstand, sprechen kein Wort darüber. Auch der schon citirte Morejon, der als Spanier am ehesten Gelegenheit hatte, auf die Quellen zurückzugehen, hat das Lächerliche der Behauptung schlagend erwiesen. Auch er ist der Ansicht, die er theils durch allgemein philosophische und medizinische, theils durch speciell historische Gründe stützt, dass die Syphilis nicht plötzlich als eine neue Krankheit aufgetaucht ist, sondern ihre in Form und Ausschu mit ihr übereinstimmenden Vorläufer gehabt hat. So bringt er zum Beweise, dass bereits unter der Herrschaft Johanns II. von Castilien syphilitische Leiden vorgekommen, ein Gedicht, das der Leibarzt des Königs, *Fernan Gomez de Ciudad Real*, an den Gouverneur von Castilien, Don Alonso Enriquez gerichtet, und das in möglichst wortgetreuer Uebersetzung ungefähr so lautet:

    Wenn Einer, der schon bei Jahren,
    Bei Mädchen sich noch will gebahren
    Mit keckem Uebermuth.

Der fällt in die Pfütze vor Hitze
Und sichrer sind ihm die Schmitze,
Als dass es wohl ihm thut.

Ihr spürt es wohl auch schon, mein Lieber,
Sechs Tage sind kaum noch vorüber,
Da nahmt Ihr einen Trank,
Ein Gesöff, das der Teufel mag zechen,
Das Euch verkehrt zum Erbrechen
Anstatt zum Durchfall zwang.

Auch gab der Gestank davon Kunde,
Dass Ihr 'ne verborgene Wunde,
Dass Ihr gesündigt habt.
Dass davon Ihr Euch entledigt,
Hat Villacreces gepredigt,
Nur dass Ihr nicht Achtung gabt.

Villacreces ist der Name eines Mönchs, der die Franziskanerregeln zu einer strengern Observanz reformirte, und in seinen Predigten besonders gegen die Hurerei loszog. Sein Todesjahr ist 1422. Von nicht minderem Gewicht sind die von Morejon citirten Reisen im Orient eines römischen Edelmanns, Louis Bathomano. Dieses Buch, ursprünglich italienisch, erschien in lateinischer Uebersetzung 1505, später auch spanisch. Im 38. Capitel des 6. Buchs pag. 248 heisst es darin, dass ein Kind am morbus gallicus gestorben, aegritudine gallica corruptus animam egit et caliat, und weiter ab huic supra septimum á decimum annum in morbi severe (saevire?) in mortales coepisse. Obwohl beide Stellen corrumpirt sind, geht doch daraus hervor, dass, wie auch Morejon bemerkt, die Krankheit, die nach Angabe des Autors schon seit 17 Jahren grassiren soll, 1488 schon bekannt gewesen sein müsse, welches dasselbe Jahr ist, aus dem wir das Selbstbekenntniss eines vom morbus gallicus befallenen jungen spanischen Gelehrten, des Arias Barbosa, Professors der griechischen Sprache an der Universität von Salamanca, besitzen. Wir wissen dies aus einem Briefe seines Freundes Peter Martyr Anglerius, eines mailändischen Edelmanns, Schülers des berühmten florentiner Dichters Angelus Policianus, der mit dem Barbosa correspondirte, und dessen Briefwechsel später gedruckt worden ist.

Der ganze Brief lautet in deutscher Uebersetzung: »Du schreibst mir offenherzig, dass Du in eine eigenthümliche Krank-

heit unsrer Zeit plötzlich verfallen bist, die die Spanier die
Bubas nennen, die Italiener morbus gallicus, einige Aerzte
Elephantiasis und Andere noch anders. Mit rührender Klage
beseufzest Du Dein Unglück und Deine Leiden, verkündest das
Hinderniss in den Gelenken, die Schwäche in den Bändern, die
heftigen Schmerzen in allen Gliedern und jammerst und weinst
mit kläglicher Beredtsamkeit, dass sich noch Geschwür und ein
übler Geruch aus dem Munde hinzugesellt haben. Ich bemitleide
Dein Geschick, geliebter Arias, wünsche Deine vollkommne
Genesung, obwohl ich Dir nicht verzeihe, dass Du so nieder-
geschlagen bist. Es ist einem Weisen zuwider, sich im Unglück
so zu ängstigen und im Glück sich zu erheben; im Gegentheil
is der des Lobes werth, der mit Ausdauer und Heiterkeit sich
über die Schläge und das Unglück, das ihm das Schicksal
bereitet, erhebt. Um Geistesgrösse zu zeigen, ist es nothwendig,
von allen Uebeln frei zu sein. Du kennst gründlich das Griechische
und Lateinische, Du bist sehr in ihnen bewandert, und kannst
Dir das heraussuchen, was Du Deinem Freunde im gleichen
Falle sagen würdest. Versuch es bei Dir, und Du wirst weiser
werden. Schlecht und schimpflich weiss der etwas, der es nicht
für sich weiss. Wäre es nicht jedenfalls noch schlimmer, Dich
arm und zu einem Erdenkloss umgewandelt zn sehn, als reich
und mit Gold versehn in dem Zustande, wo Du Dich jetzt be-
findest? Höre mich also, und wende die Medizin bei Deinen
Leiden an; die Tugenden der Seele sind mehr werth, als Gold
und Edelstein, das läugnet Niemand, die des Körpers sind nich-
tig. Dieser ist sterblich und vergänglich, jene unsterblich und
ruhmreich. Der Urheber der Natur unterdrückt ihn, dass er
Dich nicht besiege und dann beherrsche. Verbessre seinen Stolz,
dass er sich nicht gegen Dich waffne. Die Jugend ist immer
von Gefahren umgeben. Es ist besser, dass Du Dich mit den
Wissenschaften beschäftigst, die Du in Italien gelernt an der
Quelle der Weisheit, in jener berühmten Stadt, die die Mutter
der Guten, als dass Du über Dein Uebel trauerst. Man sagt,
dass Plato seinen Körper zu zügeln, und damit dieser nicht über
ihn herrsche, ein minder gesundes Land aufgesucht. Es ist viel
dienlicher für die Freiheit der Seele und die Erhebung des
Geistes, dass ein Weiser sich mit irgend einer Arbeit schwer
belastet sieht, als dass er müssig im Glücke lebt. Und wenn
es sicher ist, dass er Dir mehr gegeben, als genommen hat, so

richte Deine Augen immer zu Gott, der der Anfang und das
Ende aller Dinge, und wenn Du so thust, wirst Du Dich nicht
weniger glücklich halten, jetzt, wo Saturn Dich niederdrückt,
von dem man sagt, dass das Uebel von ihm herrühre, als wenn
es Dir verstattet wäre, mit den Flügeln des Mercur durch die
Lüfte zu fliegen. Lebe wohl. Jaen den 5. April 1488.«
Dieser Brief ist der letzte des 1sten Buchs von denen, die
aus dem Jahre 1488 Peter Martyr geschrieben; sie sind nach
Monaten und Jahren geordnet, wie man aus den beiden Ausgaben sehen kann, die ich (Morejon) von ihnen habe, die erste
in folio Alcala 1530, welche selten geworden und aus 813 Briefen besteht, die von 1487 bis 1525 ohne Unterbrechung fortgehn;
die zweite, ebenfalls in folio, kam 1670 in Amsterdam heraus,
und enthält im Anfang noch die Briefe des Ferdinand del Pulgar.
Da Simon behauptet hat, dass das Datum 1488 ein irrthümliches
sein müsse, weil er keine Nachricht über Syphilis vor dem
Jahre 1494 gelten lässt, so will ich nur noch bemerken, dass
Morejon, der, wie man sieht, doch sich selbst genau überzeugt
hat, ausdrücklich sagt: »estas cartas no pueden ser de fecha
posterior à 1488.« Diese Briefe können nicht von einem späteren
Datum als 1488 sein, da sie genau chronologisch in der einen
wie in der andern Ausgabe geordnet sind; folglich hat die
Syphilis bereits in Spanien existirt, ein Schluss, den Morejon
zwar gegen den amerikanischen Ursprung der Lustseuche richtet,
der in das Jahr 1493 fallen soll, der aber von seinem Werthe
nichts verliert, wenn er auch gegen Simon angewendet wird.
Wir haben nun zwei Beweise von einer Existenz des morbus
gallicus vor 1494, und obwohl sich Simon auf Thiene beruft,
dass vor der französischen Expedition nach Italien der Name
morbus gallicus nicht gebraucht worden sei, so halte ich doch
Thienes Zeugniss in diesem Fall für ungenügend, weil abgesehn
davon, dass Thiene überhaupt hinsichtlich des Ursprungsjahres
der Syphilis zweifelhaft ist, er auch auf den schon von Girtanner
vorgebrachten ganz irrelevanten Einwand zurückkommt, dass
vor 1518 keine Professur der griechischen Sprache in Salamanca
existirt habe. Morejon nennt aber den Barbosa kurzweg
»catedratico«, was so viel wie Professor ist. Aber gesetzt auch,
dass Simon Recht hätte, dass das Datum des Briefes nicht richtig ist und dass namentlich bei dem, um welchen es sich handelt, die chronologische Ordnung nicht beobachtet worden, so

würde entweder, wenn es einmal zu conjecturiren erlaubt ist, wohl die Frage aufzuwerfen sein, ob die Namen morbus gallieus etc. nicht ein späterer Zusatz sind, oder der ganze Brief müsste als ohne historischen Belang bei Seite gelegt werden. Wird er aber als historisches Zeugniss angesehn, so ist er am allerwenigsten deshalb, weil der Name morbus gallicus in ihm vorkommt, verwerflich, denn der Name Bubas war bei den Spaniern auch schon viel früher in Gebrauch, ehe er identisch mit der neuen Syphilis wurde, und wenn die Portugiesen diese Krankheit sarna francese oder französische Krätze nannten, so können wir uns weiter auf das obige Citat des Torrella beziehn, der von der Krätze sagt: »in regno Franciae antiquus et usitatus morbus est.« Und obwohl Torrella hinzufügt, dass die Syphilis etwas anderes, als die Krankheit des heiligen Sementius ist, und unter diesem Namen eine bestimmte Form des Aussatzes, das malum mortuum, verstanden wissen will, so wissen wir doch heut, dass dies eine hauptsächlich pustulöse Krankheit und resp. diejenige Form des Aussatzes ist, welche die meiste Aehnlichkeit mit der damaligen Syphilis hatte, und welche schon vor der Syphilis mit Merkurialsalivationskuren behandelt worden ist.

Ich habe geglaubt, diese Bemerkungen hier einschieben zu dürfen, weil einige noch nicht bekannte Data darin enthalten sind. Auch mag es nützlich sein, wenn man über einen Gegenstand schreibt, den Leser nicht darüber in Zweifel zu lassen, welche Auffassung man von dem Gegenstande hat, zumal wenn, wie das hier der Fall ist, über den Ursprung der Krankheit die Meinungen noch immer weit auseinandergehen. Und so stehe ich nicht an, die Meinung Morejons zu unterschreiben, die im Wesentlichen caeteris paribus von allen einsichtigen und gelehrten Männern getheilt worden ist und werden wird, dass die venerischen Krankheiten jederzeit das Resultat einer Depravation der Zeugungsakte gewesen und sind, möge der Name, den man ihnen gegeben hat und der Anblick, unter dem sie sich gezeigt, gewesen sein, welche sie wollen; dass wir nichts von der Zeit wissen, in der sie das erstemal in Spanien beobachtet wurden, ebenso wenig, wie man dies von andern Ländern sagen kann. Und ebenso wie es thöricht ist, ihren Ursprung ausfindig machen zu wollen, ebenso thöricht ist es, wie Home sagt, auf ihr Verschwinden zu hoffen. So lange Reichthum und Müssiggang, lüderliche Frauenzimmer und Hagestolze existiren, so lange die Polizei nicht in jeden Winkel hineinkriechen kann, so lange wird es Zügellosigkeit und Carnalitäten geben. Aus ihnen entspringt die Syphilis, diese Pest des Menschengeschlechtes, denn sie wird, wie die Spanier Alcazar, Andres de Leon und Varcárcel sagen, zu jeder Zeit die Geissel der Lüderlichen sein. Auf der Welt, sagt Condorcet, hat es immer eine gleiche Anzahl von Tugenden und Lastern gegeben, und so wird wohl auch der Missbrauch der Genitalien nicht auszurotten sein. Es ist aber Thatsache, dass aus dieser Quelle, aus einem geschlechtlichen Akt, die Krankheit entspringt, und dass die Geschlechtstheile diejenigen Organe sind, die zuerst die Wirkung des Giftes empfinden; es ist Thatsache, dass sie unter den unzähligen Modificationen, die sie annimmt, welchen Anblick sie auch immer zeige, einen speziellen Character an sich hat, der sie von jeder andern Affektion, die nicht ihrer Natur ist, unterscheidet. So hat sie in Spanien die Tendenz, sich äusserlich zu zeigen unter verschiedenen exanthematischen Formen; ihre Hartnäckigkeit, ihre corrosive Kraft gewähren einen abstossenden Anblick und oft eine schreckliche Deformität. Aber nicht immer hat sie sich unter einer und derselben Form gezeigt; ihr mehr oder weniger ernster oder contagiöser Charakter, ihre Malignität, ihre Vielfachheit und ihre verschiedenen Phasen sind nur accidentelle Modificationen, die vom Klima, der Jahreszeit, der Individualität, dem Aufenthaltsort und von andern Ursachen abhängig sind, die zu gewissen Epochen Einfluss gehabt und die uns bald bekannt, bald unbekannt sind. Möglich, wo nicht wahrscheinlich ist, dass der Umgang von Leprösen mit lokal Venerischen ein neues Contagium gebildet, wofür, wie Morejon glaubt, die Heftigkeit der Erscheinungen spricht, welche gleichfalls die Absonderung der Syphilitischen in besondere Hospitäler bewirkte. In Folge dessen soll sich der Aussatz in dem Maasse vermindert haben, als die Syphilis zunahm und 19000 Leproserien in Lazarushospitäler umgewandelt wurden. Ferner soll eine auch bei der lepra vorkommende Blenorrhoe das Vehikel der Ansteckung abgegeben haben, die Form der Krankheit in ihren borkigen Geschwüren aber jenem herpes corrosivus, der das malum mortuum und die lepra squamosa auszeichnet, ganz entsprechend sein. Endlich soll für diese Ansicht sprechen, dass die Therapie in beiden Krankheiten dieselbe war.

Es wird nach alledem nicht auffallen, dass gleichzeitig mit den ersten Berichten über die Syphilis aus Spanien auch schon Nachrichten über den Gebrauch des Quecksilbers auftauchen. Zu diesen ältesten Zeugnissen gehört noch das Gedicht des Licentiaten der Medizin *Francisco Lopez de Villalobos* vom Jahre 1498, welches bereits die empirischen Quecksilberkuren erwähnt. Das Gedicht, das seiner Schönheit wegen dem bekannten Gedicht des Fracastor an die Seite gesetzt zu werden verdient, es aber an Alter bedeutend überrragt, ja sogar mit den Georgicis des Virgil verglichen wird, in der That auch in einer so schönen Sprache geschrieben ist, dass die spanische Akademie es bei Abfassung ihres Diktionärs als eins der ersten Produkte der reinen castilischen Mundart benutzte, gehört zu den grössten Seltenheiten, und sämmtliche Historiker, die ich desbalb nachgesehn, versichern, es nicht zu kennen, weshalb ich schon seiner Originalität wegen es zum Schluss dieser Abhandlung in einer deutschen Uebersetzung mittheilen werde.

Die spanischen Aerzte müssen also sehr früh die heilkräftigen Wirkungen des Quecksilbers gegen Hautkrankheiten gekannt haben; es ist heut nur sehr schwer zu eruiren, ob die Anwendung desselben in der Lustseuche sich lediglich empirisch, so zu sagen, von selbst gemacht, oder ob irgend ein Arzt mit Bewusstsein diese Idee ins Auge gefasst hat. Die historischen Data sprechen für die erstere Alternative, was übrigens nicht ausschliesst, dass die spanischen Aerzte sich den Ruhm vindiciren dürfen, zuerst mit aller Klarheit die Wirkungen des Quecksilbers im Organismus erkannt und seine Anwendung methodisch und wissenschaftlich begründet zu haben. Wir haben schon erwähnt, dass in Rom ein portugiesischer Apotheker solche Salben verkaufte, und in der That besitzen wir eine andre glaubwürdige Erzählung, welche besagt, dass bei dem Ueberhandnehmen der Syphilis die spanische Regierung die Behandlung der Krankheit in den Hospitälern auch an unexaminirte Leute freigegeben und ein Teppichweber so glücklich gewesen ist, die darauf gesetzte Prämie zu gewinnen.

Ruy Diaz de Isla erzählt die Geschichte dieses Handwerkers sehr genau. Als ich in Sevilla lebte, sagt er, befahlen die katholischen Könige (Ferdinand und Isabella) ihren Protomedicis, die im Hospital zu San Salvador befindlichen am mal serpentino (Syphilis) leidenden Personen in ihre Behandlung zu nehmen und mit Aufwendung aller Mittel, welche die Apotheken zu liefern hatten, eine Heilung des hässlichen Leidens zu versuchen. Die so vereinigten Aerzte beschäftigten sich 7—8 Monate ohne Erfolg mit ihrer Aufgabe und verschwendeten eine grosse Menge Laxanzen. Sie erklärten denn auch dem Könige ihre Unfähigkeit. Ein von der Krankheit befallener sehr angesehener Arzt Francesco Gibraleon starb unter ihren Händen, trotzdem, dass die grössten Autoritäten, die Doctoren Hojeda, Aragones und Infante sich täglich zum Consil versammelt hatten; sie erklärten, die Krankheit sei ein Strafgericht Gottes, das alle Gegenden, alle Lebensalter und alle Constitutionen heimsuche, dass es kein Mittel dagegen gebe, alle Experimente fruchtlos seien und dass man einen suchen solle, der es besser verstände und ihnen den richtigen Weg zeigte. Der Graf von Cifuentes meldete dies dem Könige, der in Folge dessen befahl, dass mit obrigkeitlicher Autorisation jeder, der wolle, die Krankheit behandeln könne, und so wurde jener Weber, Gonzalo Diaz, der schon mehrere Kuren mit einer Salbe gemacht hatte, in das Hospital geführt, die Behandlung der Kranken ihm übertragen, was er denn auch gegen eine von der Stadt ihm bewilligte Remuneration mehrere Monate hindurch vollführte.

Diese Salbe war offenbar eine Merkurialsalbe und das Geheimniss kann nicht lange unbekannt geblieben sein. Der oben erwähnte *Rodrigo Ruiz Diaz de Isla* aus Baeza schrieb 1539 ein Werk, betitelt: tratado llamado de todos los santos, contra el mal serpentino venido de la Isla Espaniola, hechoy ordenado en el grande y famoso hospital de todos los santos de la insigne y muy nombrada ciudad de Lisboa con privilegio imperial y del rey de Portugal. Es erschien 1542 in Sevilla bei Andreas Burgos und war König Johann III. von Portugal gewidmet. Laut seinem Titel enthält es das Resultat der im Allerheiligen-Hospital zu Lissabon mit dem Quecksilber gewonnenen glücklichen Erfahrungen, und ein von dem Chirurgen und Baccalaureus der Medizin Francesco Medina verfasstes lateinisches Lobgedicht preist den Diaz de Isla wegen seiner glücklichen Kuren:

Mütterlich fühlte Natur mit den Leiden der Kranken Erbarmen,
  Welche die grausame Pein böser Franzosen geplagt,
Und sie gebar mein Roderich Dich, auf dass Du uns lehrtest,
  Wie man das grausige Leid wirklich und gründlich bekämpft;

Denn wie die Krankheit kaum wohl unsern Ahnen bekannt war,
Also wusste ja auch Keiner ein Mittel des Heils.
Du erfandst den Merkur, den die Weisheit selbst Dir gewiesen,
Hast unzählige Mal uns das Geheimniss enthüllt.
Dass es ein Gegengift nicht blos der schleichenden Krankheit,
Uebel auch anderer Art heiltest Du glücklich damit;
Und so bewiesest Du uns, dass es kein verderbliches Gift ist,
Dass man es nicht ohne Grund lebendes Silber genannt (argent. vivum),
Traun man dürfte Dich drob einen zweiten Hippokrates heissen,
Weil Du in weniger Zeit Aerzte so Vieles gelehrt.

Der hier so gerühmte Diaz war nun grade kein Muster grosser Gelehrsamkeit oder Intelligenz. Sein Buch enthält sehr viele Dummheiten, wie z. B., dass der Kohl in den Gärten, wo man die Wäsche Venerischer aufgehängt, auch venerisch geworden, und Gelehrte, wie Girtanner, haben diesem kritiklosen Autor die Fabel vom amerikanischen Ursprung der Lustseuche nachgeschrieben. Als Empiriker jedoch, der, wie er selbst erzählt, mit seinen Merkurialkuren rasch 12000 Dukaten verdiente, hat er den nötbigen Verstand besessen und die Vorschläge, die er, wie er sagt, den Völkern zur Ausrottung des Uebels macht, lassen sich schon hören. Man solle sich an einen unterrichteten Chirurgen wenden, der den Grund der Infektion und ihre Kur kennt, es solle keine Frau ein unkeusches Gewerbe treiben ohne Bescheinigung des Arztes, und wenn sie krank gewesen, erst ein Jahr wieder nach ihrer Heilung; alle öffentlichen Frauenzimmer müssten ein Zeichen an sich tragen, woran man sie erkennt, und wollten sie sich diesen Bedingungen nicht fügen, so sollten sie in einem Gefängniss, Hospital oder Kloster eingesperrt werden. Wie er versichert, hat er die Krankheit in vielen Orten von Castilien, Aragonien und Portugal behandelt, ganz besonders in Lissabon, wo weit mehr solcher Kranken als in irgend einer Stadt von Europa waren und wo er im Allerheiligen-Hospitale angestellt, von König Don Manuel extra dafür salarirt wurde. Er behauptet, dass die Krankheit noch nach 20 und 30 Jahren wiederkommen könne; zumal wenn sie schlecht, wie mit Purganzen behandelt worden, seien Recidive um so eher zu befürchten, und dass der Merkur selbst in den Fällen, wo er nicht ganz helfe, doch wenigstens das Leben verlängere, also da noch anzuwenden sei, wo man doch nur einen qualvollen Tod vor Augen habe. Dieses werthvolle Mittel, von dem er auch gute Erfolge gegen Gicht, Lähmung, Skropheln und schlechte

Geschwüre gesehn, habe er nur aus der Erfahrung, nicht aus der Theorie oder Wissenschaft geschöpft, und nur seiner reichen Erfahrung habe er es zu verdanken, dass er es mit so vieler Sicherheit und stets am richtigen Orte anwenden gelernt habe. Denselben Mann, der grundsätzlich sich gegen jede theoretische Erklärung verwahrt, hat man als Hauptzeugen für eine historische Angabe betrachtet, die lediglich durch theoretische und wissenschaftliche Untersuchung festgestellt werden kann. Und indem man ihm die Aeusserung entlehnte, dass die Syphilis eine neue und importirte Krankheit sei, übersah man, dass derselbe Autor in Folge seiner Ignoranz mehrfach mit sich selbst in Widerspruch gerathen. Denn wenn er z. B. äussert, dass ausser Plinius Niemand über diese Krankheit geschrieben und sich an einer andern Stelle betreffs der Wirkungen des Quecksilbers auf Vigo beruft, so ist es klar, dass wir es mit einem in der Logik grade nicht sehr bewanderten und in der Literatur fast ganz unwissenden Manne zu thun haben. Es würde sich kaum der Mühe verlohnen, diese Schwächen hervorzuheben, wenn nicht einige andre Andeutungen in der genannten Schrift enthalten wären, die meine oben ausgesprochene Meinung von dem Alter der Syphilis bekräftigen. Diaz erzählt nämlich, dass lange bevor der Name bubas für gleichbedeutend mit Syphilis in Spanien gebraucht wurde, der Ausdruck schon bei dem gemeinen Volke als Fluch und Verwünschung existirte, z. B. malas bubas mucras, du sollst an Bubonen sterben, oder tollido te veas de bubas, die Bubonen werden dich auffressen. Sicherlich hat der gemeine Mann diese Bezeichnung nicht erfunden, und die Sache ist früher dagewesen, als der Name.

Theils der Umstand, dass sich ungebildete Empiriker des Merkurs bemächtigt hatten und durch seinen unvorsichtigen Gebrauch so grossen Schaden anrichteten, dass an einzelnen Orten die Behörden sogar sich zu einem Einschreiten veranlasst sahen und die Einreibungen förmlich verboten, theils der entgegengesetzte Fall, dass die mit der Wirkung des Quecksilbers nicht genug vertrauten und durch die übeln Zufälle, die sein Missbrauch hervorrief, erschreckten Aerzte die Quantität des Merkurs, da wo sie sich zu ihm entschlossen, so sehr herabsetzten, dass er nothwendig unwirksam bleiben musste, schadeten lange Zeit dem Aufkommen der Merkurialheilmethoden und zudem kam grade in Spanien ein neuer Feind dem Quecksilber in den aus den neu entdeckten Inseln und Continenten eingeführten Hölzern hinzu, um deren Verbreitung sich Männer, wie *Garcia de Orta*, *Acosta*, *Monardes*, *Fragoso*, *Poll* und *Vesal* verdient gemacht haben. Die Geschichte dieser Hölzer und namentlich des Guajaks, der durch die Empfehlungen des *Oviedo*, des *Leonhard Schmaus*, des *Franz Delgado* und des *Nicolaus Poll*, Leibarztes Carl V., am allermeisten aber durch *Hutten* bekannt wurde, soll hier nicht wiederholt werden. Den Oviedo, welcher zuerst die lügenhafte Mähr aufbrachte, dass Amerika die Heimath der Lustseuche sei, indem er den Leuten einredete, dass die Indianer sie dort mit Guajak kuriren, hat bereits ein andrer Spanier, *Sanchez*, in dem Buche America vindicada de la calumnia de haber sido madre del mal venereo, Madrid 1785, wegen dieser Erfindung zurecht gewiesen. Es ist nicht unwahrscheinlich, dass neben politischen Motiven, aus denen die spanische von der Klerisei geleitete Verwaltung die von ihr hart gepeinigten Indianer bezichtigte, mit einem scheusslichen Uebel behaftet zu sein, nm so die schon damals an den europäischen Höfen sich laut erhebende Stimme der Menschlichkeit verstummen zu machen, auch Handelsinteressen mit im Spiele waren, da der Guajak zu enorm hohen Preisen bezahlt wurde, und nichts diesem Handel förderlicher sein konnte, als wenn man den Leuten weis machte, dass im Vaterland der Syphilis auch das beste Heilmittel wachsen müsse. Jener treffliche Mann, der zuerst seine Stimme gegen die unmenschliche Behandlung der Indianer erhob, dafür aber einen noch unglücklicheren Ausweg, den afrikanischen Sklavenhandel, den Menschenschacher vorschlug, an welchem heut noch Amerika so furchtbar blutet, eben jener Las Casas hat den Oviedo für einen Schurken erklärt, der selbst venerisch gewesen und sich am Guajakhandel bereichert hat. Oviedo war am Hofe aufgewachsen, in der Jugend Page des Infanten Don Juan, später Generalintendant der spanischen Goldminen in Amerika, nach seiner Rückkehr schrieb er zwei Brochüren über den Guajak und eine Naturgeschichte Westindiens. Aber Irrthümer schleichen sich oft unvermerkt in den Glauben des Publikums ein und werden zu historischen Thatsachen, an denen selbst wahrheitsliebende Männer, wie Hutten sicher einer war, nicht zu zweifeln wagten. Glaubten sie doch nur, was man allgemein glaubte; nur wenn man auf den Ursprung der Dinge zurückgeht, kann man auf die Wahrheit kommen, und so wie man dem Geschichtschreiber Herrera, den Astrue und Girtanner als Autorität für den amerikanischen Ursprung der Lustseuche benutzt haben, schon zu seiner Zeit vorwarf, dass er über Dinge urtheilte, über die er keine Erfahrung haben konnte, so hatte Hensler ganz Recht, dass man sich von einem Salzburger Doctor, dem Leonhard Schmaus, nicht über Dinge belehren zu lassen braucht, die die Spanier viel besser wissen müssen. Von diesen hat sonst Keiner, ausser dem Gonzalo Fernandez de Oviedo und dem Ruiz Diaz de Isla eine solche Behauptung aufgestellt, aber diese beiden Autoren, welche die Hauptzeugen Astrues und Girtanners und der Ansicht sind, dass mit der Mannschaft des Columbus das Uebel aus Amerika zu uns importirt worden sei, widersprechen sich selbst und untereinander, und während Oviedo es von der zweiten Expedition des Admirals datirt, sagt Diaz de Isla, dass es mit der ersten Reise zurückgebracht worden; Beide schrieben 50—60 Jahre nach der Entdeckung von Amerika; die unmittelbaren Zeugen dagegen der Expedition schweigen vollständig über den Gegenstand. Doctor Diego Alvarez Chanca aus Sevilla, der den Columbus auf seiner zweiten Reise begleitete und sich genau von dem Leben und den Gewohnheiten der Indianer unterrichtete und z. B. erzählt, dass diese Kanibalen die jungen Leute, die sie gefangen, castrirten, um das Fleisch, das sie assen, zarter zu machen, der ferner, um dieser grausamen Sitte entgegenzuwirken, dem Magistrat von Española in einem besondern Schreiben die Ankunft von 100 Schweinen anzeigt, dieser Mann, sage ich, der von allen naturgeschichtlichen Verhältnissen der neuen Welt unterrichtet war, hätte als Arzt einen so wichtigen Gegenstand, wie die Syphilis, nicht übersehen können, und sein Schweigen ist der beste Beweis gegen jene zwei verdächtigen Zeugen. Weiter in den unmittelbar nach der Entdeckung über Amerika erschienenen Werken steht kein Wort von Syphilis, weder im novus orbis, der in Paris mit Zustimmung des Sohnes des Columbus herauskam, noch in dem Werk des Don Antonio Ulloa, von dem jenes nur eine Uebersetzung ist, und auch Columbus der jüngere, der die Reisen seines Vaters beschrieben, weiss nichts davon. Columbus bei der Rückkehr von seiner ersten Reise landete in Lissabon den 11. März 1493, wo er ungefähr einen Monat blieb, im April desselben Jahres hielt er sich in Barcelona auf, er sagt weder von den Portugiesen noch von den Cataloniern, die ihn begleiteten, dass sie irgend eine Krankheit sich zugezogen hätten. Endlich, wenn das venerische Uebel seinen Ursprung in Amerika gehabt hätte, würde es gewiss nicht auf die Insel Española beschränkt geblieben sein, es hätte sich doch auch auf den amerikanischen Continent verbreitet, von dem jene Insel nur eine Colonie ist, auch die Eroberer von Neu-Spanien und Peru hätten davon afficirt werden müssen, aber kein Geschichtschreiber, der von Cortez oder Pizarros Expeditionen spricht, erzählt ein Wort davon und der oben erwähnte Pedro Martyr, der erste Chronist von Indien, dem Columbus selbst die nöthigen Data an die Hand gegeben, schweigt ebenfalls über den Gegenstand. Es ist doch gewaltsam, zu glauben, dass alle diese Schriftsteller es vergessen haben sollen; und wenn das Stillschweigen bei den klassischen Autoren des Alterthums als ein Argument dafür benutzt wird, uns zu beweisen, dass keine Syphilis im Alterthum existirt habe, warum soll es nicht auch als ein Argument dafür benutzt werden können, dass die Syphilis nicht in Amerika entsprungen sein kann. Unter den 50 Namen, welche die Krankheit erhalten hat, deutet nicht ein einziger auf einen solchen Ursprung hin, und wenn die Behauptung Astrues schon früher auch nur die geringste Wahrscheinlichkeit für sich gehabt hätte, so würde es gewiss ein Leichtes gewesen sein, sie mit dem Namen mal american, mal de Domenic oder de Colon zu belegen.

Was demnach hinlänglich beweist, dass die Entdeckung von Amerika und die Ausbreitung der Syphilis nur zufällig zusammentreffen und wenn selbst bei der Rückkehr von der zweiten Expedition einer oder der andre von des Columbus Leuten erkrankte, weil auf dem Schiffe Marguerit ein grosser Mangel an Lebensmitteln war, so können hier eben nur andre Krankheiten, aber nicht die Syphilis gemeint sein. Und es fällt also damit auch die Behauptung, dass die vom General Cordova nach Italien geführten spanischen Truppen die Krankheit dort herübergebracht, um so mehr, als es erwiesen ist, dass in dem französischen Heere Carls VIII. die Krankheit sich schon vorher gezeigt hatte. Astrues Behauptung wird ganz besonders dadurch lächerlich, dass er selbst von einer Lustseuche in Asien und Afrika spricht, wo bereits schon im 14. Jahrhundert Portugiesen verkehrten, Neger kauften und an die Franzosen wieder verkauften. Es ist merkwürdig, dass es einem so gescheuten Mann, wie Girtanner, passiren konnte, folgenden Unsinn niederzuschreiben: »der 4. März 1493 war der traurige, in der Geschichte der Menschheit denkwürdige Tag, der die Lustseuche aus der neuen Welt nach Europa brachte.« Wenn es erlaubt ist, die Syphilis von Amerika zu datiren, weil es in Domingo angeblich einige Syphilitische gab, warum sollen nicht eben so gut Reisende die Krankheit von Guinea, Java, Aethiopien, Mauritanien, von den moluccischen Inseln, von Amboina, von Calcutta, aus dem chinesischen Reich sie mitgebracht haben können, warum datirt sie Astruc nicht aus Afrika, wo sie, wie er selbst sagt, von jeher ein endemisches Uebel war, wo Beulen und krätzeartige Ausschläge unter den Eingebornen grassirten und von wo vielleicht auch die Portugiesen den Namen sarna francese nahmen, weil sie oft genug eben dort mit den Franzosen in Berührung kamen?

Der von Oviedo vorgebrachte Grund, dass der liebe Gott in jedem Lande ein Heilmittel für die Krankheiten wachsen lasse, die er dem Lande zuschickt, eignet sich offenbar nicht für eine ernste und wissenschaftliche Betrachtung; wenn er angewendet wird, trifft er wahrlich mehr für die Spanier mit ihrem Quecksilber zu, als für die armen Indianer mit ihrem Guajac, denn die Erfahrung hat ja hinlänglich bewiesen, dass dieser schweisstreibende Thee durchaus kein specificum gegen die Krankheit ist. Die Indianer brauchten es gegen alle möglichen Krankheiten, wie Ruiz Diaz de Isla sagt, als narcoticum, als antidot, bei Lungenaffektionen, ja sogar, um die Farbe der Haut zu verbessern und einen weissen Teint zu erzeugen oder um sich magerer und agiler zu machen, wenn sie in den Krieg zogen. Kein Wunder also, dass sie dem Oviedo das Mittel anriethen, als er selbst an den Bubas auf Hispaniola krank darnieder lag. Man kann viel eher umgekehrt, wie schon Huber gethan, den Beweis führen, dass die Syphilis von den Spaniern zu den Indiern gebracht worden; denn in der von Girtanner citirten Erzählung eines Mönches, der eine auf der Insel Domingo einheimische Krätze mit dieser Krankheit identificirt, kommt schon der Ausdruck Franzosenkrankheit vor.

Pau, welcher der erste zu sein glaubt, der entschiedene Beweise für die Neuheit des venerischen Uebels beigebracht, stützt sich ganz besonders auf den Ruiz Diaz de Isla, den er einen gleichzeitigen Autor nennt und dessen Zeugniss er für entscheidend hält. Wie kann man den einen gleichzeitigen Autor uennen, der etwa ein halbes Jahrhundert nach der Entdeckung von Amerika geschrieben hat? und selbst wenn dem so wäre, so wollen wir den Glauben untersuchen, den dieser Zeuge beanspruchen darf. Er fängt also an, indem er die Krankheit mit dem seltnen Namen morbus serpentinus tauft, und drückt sich auf diese Weise im 1. Capitel aus: Del origen y nacimiento de este morbo serpentino de la isla Española, y de cómo fué hallado y aparecido y de su propio nombre.»Es gefiel der göttlichen Gerechtigkeit, uns unbekannte Leiden zu schicken und auszutheilen, niemals gesehen, niemals gekannt und nie in den Büchern der Medicin gefunden, wie es diese serpentinische Krankheit war. Sie war erschienen und gesehen im Jahre des Herrn 1493 in der Stadt Barcelona, welche Stadt inficirt wurde und in der Folge ganz Europa und die ganze Welt, an allen bekannten und zugängigen Theilen. Dieses Uebel hat seinen Ursprung und seine Entstehung von jeher auf, der Insel, welche jetzt Española genannt wird, wie man aus einer sehr reichen und sichern Erfahrung gefunden hat. Und da diese Insel entdeckt und aufgefunden worden ist von dem Admiral Don Cristobal Colon, der bei seiner Anwesenheit Unterredungen und Verbindungen mit jenem Volke hatte, und da das Uebel nach seiner Eigenthümlichkeit contagiös ist, theilte es sich ihnen leicht mit und zeigte sich dann bei der Mannschaft selbst. Und da es ein Leiden war, das die Spanier nie gesehen noch gekannt hatten, sie aber doch Schmerzen und andre Wirkungen von der gedachten Krankheit verspürten, schrieben sie es den Anstrengungen auf dem Meere oder andern Ursachen zu, ein Jeder nach seinem Gutdünken. Und zur Zeit, als der Admiral Christoph Columbus nach Spanien kam, befanden sich die katholischen Könige in der Stadt Barcelona, und als diesen Rechenschaft von der Reise und von dem, was entdeckt worden, gegeben worden war, fing alsbald die genannte Krankheit an, die Stadt zu inficiren und sich auszubreiten, wie man weiter aus grosser Erfahrung sah; und da es ein unbekanntes und so schreckliches Leiden war, fingen die, die es sahen, an, stark zu fasten, Gelübde zu thun und Almosen zu geben, damit der Herr sie bewahre, dass sie nicht in eine solche Krankheit verfielen. Und darauf im folgenden Jahre 1494 versammelte der sehr christliche König Carl von Frankreich viel Volk und ging nach Italien, und zur Zeit, wo er dahin zog mit seinem Heere, gingen viele Spanier in demselben mit, die von dieser Krankheit angesteckt waren, und so fing das Lager an, von dieser Krankheit inficirt zu werden, und da die Franzosen nicht wussten, was es war, dachten sie, dass die Dünste der Erde ihr ankleben, sie nannten es mal de Napoles; und die Italiener und Neapolitaner, da sie ein solches Uebel nie gekannt, nannten es mal frances, und von da weiter, wie es sich ausbreitete, gab ihm jeder einen Namen nach dem Ort, von dem ihm die Krankheit ihren Ursprung zu nehmen schien. In Castilien nannten sie es Bubas und in Portugal mal de Castilla und in Portugiesisch-Indien nannten es die Indier die Portugiesen-Krankheit, die Indier von der Insel Española aber nannten es von Alters her, so wie wir jetzt sagen bubas, dolores, apostemas und ulceras, so nannten sie diese Krankheit buainaras, bipas, tainas oder lias; ich nenne sie morbus serpentinus von der Insel Española, um nicht von dem Wege abzugehn, auf welchem die ganze Welt ihr den Namen giebt, jeder nach dem Lande, von dem sie ihm ihren Ursprung zu haben scheint und weshalb es die Franzosen mal de Nâples, die Italiener mal frances, die Portugiesen mal de Castilla, die Castilianer malogálieo, die Indier in Arabien, Persien und Indien sie mal de Portugal nennen.«

Es ist unbegreiflich, wie man diesem Autor solche Dummheiten hat glauben können. Columbus nahm auf seiner ersten Reise nur 90 Personen mit, nach dem Berichte seines Sohnes und andrer späterer Schriftsteller, von diesen liess er 38 auf Hispaniola zurück und da Einige auf der Hin- und Herreise gestorben sein werden, kann er höchstens mit 40 oder 50 zurückgekommen sein. Diese Leute müssten, wie der gelehrte Floranes sagt, vom Moment ihrer Ausschiffung ab von Thür zu Thür, von Ort zu Ort gegangen sein und überall wie ein Wirbelwind den Samen des morbus gallicus ausgestreut haben, als wenn sie von der Hölle ausgesandt wären, um die Welt zu vernichten, nach der Eile und Schnelligkeit zu schliessen, womit die Krankheit sich ausbreitete.

Sehr seltsam ist, dass der Autor serpentino sich so im Dunkeln befindet über die Begebenheiten dieser Zeit, wenn er sagt, dass die angesteckten Spanier das Heer des Königs Carl angesteckt haben. Wie viel wahrscheinlicher würde es nicht sein, sagt Morejon, aber natürlich ironisch, dies den 400,000 Juden zu imputiren, die aus Spanien auf Befehl der katholischen Könige vertrieben wurden, die in grosser Zahl in Neapel im August 1492 ankamen, schon verzehrt von Pestilenz, wie verschiedene Autoren versichern, so dass im folgenden Monat September innerhalb der Stadt mehr als 20,000 Personen starben, von denen die Sterblichkeit sich über das ganze Königreich verbreitete. Die Pesten, an denen man in den vorangehenden Jahren gelitten, wie die von Granada, die das Heer Ferdinand des Katholischen infizirte, die von Saragossa und die, welche man im Fürstenthum Catalonien und anderswo erduldet hatte, enthalten etwas Positiveres und Rationelleres, als die von Ruiz Diaz de Isla ausgegangene Meinung. Es ist nicht möglich, dass eine geringe Anzahl Menschen eine so rasche, allgemeine und schwere Infektion verursacht haben, wie man ihr zumuthet. Was für einen Glauben kann dieser Schriftsteller verdienen, der weiter in dem 1ten Capitel seines Buches sagt, dass in Baeza, seinem Vaterlande, in den Teichen der Gemüsegärten, in welchen man die Kleider der vom morbus gallicus Infieirten wusch, die Kräuter, die man mit diesem Wasser begossen, besonders der Kohl, bubas bekommen hätten. So weit hat dieser Andalusier seine Extravaganzen getrieben. Welche Art von Glauben kann man einem Menschen schenken, der 1539 versichert, dass sich ein solches Leiden nie anderweitig gefunden, weil sich kein Doctor fände, der darüber geschrieben, ausser Plinius. Wusste er denn wirklich nicht, dass in Spanien Torrella, Villalobos und Almenar darüber geschrieben und dass ausserdem vielleicht noch 60 Autoren von grossem Ansehn bereits existirten? und fol. 50, cap. 12, wo er von den Eigenschaften und Wirkungen des Mercur spricht und sagt, dass diese Krankheit eine Anschwellung der Glieder ist, und erhitzt die bei ihnen angewendete Medizin die Stoffe und öffnet die Wege, durch welche die Säfte fliessen und diese werden durch Rückschlag zum Munde geleitet, durch den sie abgeführt werden, beruft er sich dabei auf Johann de Vigo, dessen spezieller Traktat über die Syphilis 1517 erschienen war mit den Worten y segun Joanes de Vigo dice en su quinto libro de morbo galico que es lo siguiente etc. Hat er denn vergessen, dass er vorher gesagt, dass kein Doctor »ningun Doctor« über die Krankheit geschrieben?

Auf das Zeugniss eines so unwissenden Menschen hin haben die grössten Aerzte Europas an die Fabel vom amerikanischen

Ursprung der Lustseuche geglaubt, und ich würde nach der Mühe, die sich schon vor 70 Jahren der vortreffliche Hensler gegeben hat, Astrucs und Girtanners lügenhafte und entstellte Nachrichten zu entkräften, den Gegenstand nicht wieder aufgenommen haben, wenn ich nicht aus eigner Erfahrung wüsste, dass berühmte Professoren der Medicin, Leute, die grosse Lehrbücher geschrieben haben und Vorlesungen über Syphilis halten, noch immer diesen Unsinn ihren Zuhörern auftischen. So habe ich denn geglaubt, dass ich das Zeugniss eines spanischen Schriftstellers, der ebenfalls die hierher gehörigen Quellen kritisch durchforscht und es vornehmlich, wie er sagt, in der Absicht gethan, die Ehre seines Vaterlandes zu retten, reproduciren dürfe, um so mehr, als ich gesehen, dass die Ansicht dieses Mannes mit der aller erleuchteten und geschichtskundigen Männer übereinstimmt, dass man nämlich kein Land und keine Zeit besonders für diese Krankheit verantwortlich machen könne, sondern dass die Krankheit gewiss eben so alt ist, wie das sündhafte Menschengeschlecht.

Wir haben bisher die negativen Beweise gebracht, dass fast kein spanischer Schriftsteller von dem amerikanischen Ursprung der Syphilis redet; wir können aber auch den positiven Beweis vom Gegentheile bringen. *Francisco Delgado*, ein spanischer Priester, Presbyter der Diöcese von Cordova, der, wie er sagt, selbst 24 Jahre an Syphilis gelitten und sich durch Guajak davon befreit hat, bemerkt in seiner Schrift über dieses Holz, dass venerische Uebel längst in Spanien bekannt gewesen und von da nach Amerika gebracht worden seien. In Neapel hätten sie allerdings eine epidemische Ausbreitung gewonnen. Er kennt sogar den Namen Oviedo. Wenn man Astruc glauben darf, hat dieser Mann ebenfalls ein Geschäft aus dem Guajak gemacht, indem er eine Lattwerge davon fabrizirte und sie als Geheimmittel verkaufte. Das Buch ist mit besonderer päbstlicher Erlaubniss Clemens VII. Venedig 1529 gedruckt.

Der oben erwähnte *Nicolaus Poll*, den die Spanier als ihren Landsmann requiriren, schrieb ein kleines Buch de cura morbi gallici per lignum Guajacanum, Venedig 1535, Leon 1536, ist gewöhnlich den Sammlungen von Schriftstellern über Syphilis einverleibt. So findet man es in der Sammlung, die zu Leon 1536 von Jose Tectander veranstaltet worden, p. 201 und im Boerhaveschen Luisinus von 1728 c. 3 p. 242. Obwohl unbedeutend, verdient es doch einen kurzen Auszug, weil es die erste genaue Anweisung zum Gebrauch der Holztränke oder Entziehungskuren giebt. Es enthält 4 Capitel. Die Vorrede besagt, dass alle bisher gebrauchten Mittel gegen die Lustseuche sich unwirksam erwiesen, bis der Guajak erschien, den man wegen der Schnelligkeit, womit er half, wie ein Wunder betrachtete, und womit viele Menschen ihre Gesundheit wiederherstellen können, die bisher ein elendes und kränkliches Leben geführt. Die Zahl der Genesenen giebt er allein auf 3000 an. Capit. I. handelt von der Vorbereitung zur Kur mit Purganzen, Cap. II. von der Diät, die man in Deutschland anders als in Westindien und Spanien einzurichten hat. Erstere ertragen wegen des Klimas und ihrer saftigen Constitution und wegen ihrer Gewohnheiten das Hungern nicht so gut. Cap. III. Vom Verhalten während der Kur. Abwarten des Schweisses im Bette und allmälige Verstärkung der Diät gegen das Ende der Kur. Cap. IV. Von den anzuwendenden Nahrungsmitteln; Fleisch mit Ausnahme von Pökel-, Gänse-, Entenfleisch, Fischen und ähnlichen gesalzenen oder scharfen Nahrungsmitteln erlaubt, ebenso Eier, Weintrauben, Rosinen, Gemüse, wie z. B. Spinat (vergl. das weiter unten folgende Gedicht). Cap. V. Vom Getränk. Ausser der Abkochung des Guajaks ein Decoct desselben mit Anis, Fenchel, Zimmet, ein andres von Pistazien und Galangawurzel und endlich gewöhnliches Wasser. Cap. VI. Von der Leibesöffnung. Cap. VII. Von der Zubereitung des Decocts, 1 Pfund auf 12 Pfund Wasser. Zum Syrup 1 Theil Honig, 6 Theile Wasser, 1 Theil Guajak. Dosis 4 bis 5 Unzen. Cap. VIII. Dauer der Kur. Richtet sich nach der Individualität des Falles und des Kranken und variirt von 10 bis 40 Tagen. Cap. IX. handelt von dem Gebrauch des Guajaks in Spanien, wo man ihn zu drei Tageszeiten, Früh, Mittag und Abend ein Glas trinkt. — Heilen die Geschwüre nicht unter der Kur, so erfolgt ihre Heilung doch später noch vollständig.

Des Vergleichs wegen setze ich eine Ode an den Guajak hierher, die von dem berühmten spanischen Dichter Castillejo, dem eigentlichen Begründer der kastilisch-spanischen Poesie, herrührt, und die ich möglichst dem Original getreu zu übersetzen versucht habe. Man wird daraus ebenfalls ersehen, welche übertriebenen Erwartungen damals an den Gebrauch dieses Mittels sich knüpften:

Guajak, wenn Du mir helfen kannst,
Und meine Schmerzeu mir verbannst,
Dann will ich mit des Dichters Pracht
Von Deiner wunderbaren Macht
   Erzählen,
Nicht in dem hocherhabnen Klang,
Wie Grieche einst und Römer sang,
O nein, kastilisch singe ich,
Das wird auch, denk' ich, sicherlich
   Genügen.

Mag immerhin doch im Latein
Weit mehr Gewicht und Würde sein,
Wozu bedarf es aber heut
Ausländischer Beredsamkeit;
Gereicht es uns zur Ehre denn,
Dass wir uns selbst erniedrigen,
Dass unsre Muttersprache schweigt,
Und sich vor einer fremden beugt?

Wenn Marcus Cato lobt den Kohl,
Und daran that er doch sehr wohl,
So hab ich wahrlich bessern Grund,
Mit aller Macht zu thuen kund
   Die Kräfte
Des Baumes, der Gesundheit bringt,
Die Jugend wieder leicht beschwingt,
Und ob sie auch zum Tod betrübt,
Ihr doch das Leben wiedergiebt.
Und wenn für unsre Nation
Columbus Expedition
Von keinem andern Vortheil wär,
Als dass den Baum sie über's Meer
   Gefördert;
Du bist, o Baum, so angesehn,
So göttlich wundervoll und schön,
Dass Deinetwegen schon allein
Ganz Spanien sich könnte freun.
Denn ob der Orient die Nacht,
Die eitel er herangewacht,
Mit Zimmt und Nelke sich gewürzt,
Mit tausend Wohlgerüchen kürzt,
Die er in seinem Vaterland
Im Garten des Apollo fand,
O, unser Guajak ist ja doch
Viel besser als sie alle noch.
Die theuren Pflanzen allesammt,
Aus denen Kraft, zu heilen, stammt,
Sie können doch nur im Verein

Für unsre Zwecke dienstbar sein,
  So aber,
Dass grade, die am schönsten blitzt,
Am wenigsten zur Heilung nützt,
Und nicht das kleinste Uebel heilt,
Wenn nicht zu Andern zugetheilt.

Doch Du, o edler Guajakbaum,
Der eben erst entdeckt ist kaum
Dem allgemeinen Wohl zu Nutz,
Bringst Hunderttausenden Du Schutz
  So einfach.
Dem ärgsten Uebel, welches je
Die Welt erfüllt mit Ach und Weh
Wirfst Du den Fehdehandschuh hin,
Wie keine andre Medizin.
Ob noch so hoch die Ceder ragt,
Wie gross bin ich — die Palme sagt —
Der Lorbeer seinen Adel preist,
Und als die schönste sich erweist
  Cypresse.
Was sind sie alle im Vergleich
Zu Dir, der so an Kräften reich,
Wie weit, wenn mau Dich kennen lernt,
Sind alle noch von Dir entfernt.

Ich treibe keinen Scherz mit Dir,
Als wärest Du ein Nussbaum mir,
In diesem Streite allemal
Hast Du so sehr Dich liberal
  Benommen;
Gabst mir so viele Sicherheit,
Und Pfänder Deiner Zärtlichkeit,
Dass viele Freunde schon allein
Ihr Lob Dir lassen angedeihn.
Von ihnen aber will ich jetzt
Erwähnung thun zu allerletzt;
Nimm hier mein Wort zum Unterpfand,
Was ich gelobt, will unverwandt
  Ich halten,
Ich sag Dir keine Schmeichelein,
Um wegzugehn dann hinterdrein.
Du wirst ja sehn, was an mir ist,
Gedulde Dich nur eine Frist.

Dich aber bitt ich flehentlich,
Reich Deine Hand mir freundschaftlich,
Ich bin kein reicher Mann, o nein,
Lass wenigstens gesund mich sein,
  O Guajak.

Dich ladet Bachus nicht zu Gast,
Der Venus bist Du auch verhasst,
Du bist das Einzge was mir blieb,
Du machst mir schon die Schwäche lieb.
Hier in der Stube festgebannt
Sitz ich an warmer Ofenwand,
Muss für die Liebe Busse thun,
Und muss auf Deine Liebe nun
Vertrauen.
Mein Unterhalt ein Stückchen Brodt,
Ein Paar Rosinen, zwei, drei Loth,
Ein ganzes Maass mit bittrem Trank,
So schwitz ich Tag und Nächte lang.

Der Dichter muss damals von der Krankheit wohl geheilt worden sein, denn er hat noch ein sehr hohes Alter erreicht.

Bald nach dem Guajak kam die Sassaparilla auf, so genannt nach einem Spanier Parillo, der sie aus Südamerika mitbrachte und zarza so viel wie spina, übrigens auch als einheimische Smilaxart, Bigorda espinosa, auf der Insel Minorca sehr häufig ist. Nächstdem brachten die Portugiesen die Chinawurzel aus China mit, wie Garcia de Orta berichtet, und welche, wie Avila und Vesal berichten, Carl V. mit gutem Erfolg gegen seine Gicht gebrauchte. Die Schriftsteller Garcia de Orta, Vesal, Acosta und Monardes loben sie sehr als starkes sudoriferum, das gegen Lähmungen, Zittern der Glieder, Ischias, Scropheln, alte Geschwüre, icterus u. s. w. zu empfehlen sei. Sehr stärkemehlhaltig hat sie auch eine emollirende und nährende Wirkung, und ist geeignet bei daniederliegenden Kräften den Erethismus der Gefässe zu beruhigen. Gepulvert und in Wasser gerührt bildet sie eine Gallerte, die mit Honig vermischt ganz angenehm schmeckt. *Vesal* in seiner Epistel de radicis Chinae usu an Joaquin Roelan, Venedig 1542 und 46, Basel 1543 und 46, und Lyon 1547, nennt sie eine anchora sacra, sie sei erhitzend und aperitiv, treibe Schweiss und Urin, verzehre die überflüssigen Säfte und trockne sie aus und reinige das Blut. Sie wirke besänftigend und manchmal anhaltend, heile Schleimüberfüllung im Magen, Fehler der Leber und Milz, zertrümmere den Stein und zerstreue Gelenkkrankheiten, helfe in der Elephantiasis und andern Hautleiden, selbst bei schlimmen und inkurabeln Fisteln, denn sie macht die Geschwüre gutartig und vernarbt sie; sie sei ein göttliches Heilmittel in der Syphilis, frischen wie inveturirten, löse Geschwülste auf, maturire Abscesse und Vereiterung der Knochen, mildere die zuckenden und kontrahirten Nerven, mache die schlaffen trocken und erwärme die kalten von der Syphilis erstarrten Nerven; Cadavern verleihe sie einen angenehmen Geruch, und verbessre den üblen Geruch aus dem Munde, sei Schwachathmigen zu empfehlen, hebe alle Folgeübel der Lustseuche auf und beseitige jede Art von Fluxion. Kaum ist jemals eine Panacee so angepriesen worden, und in der That sagt Vesal, dass der Arzt nicht in die Nothwendigkeit kommen könne, neben ihr noch was andres zu benutzen. Dagegen behauptete schon der zeitgenössische Spanier Andreas Laguna: Sein Gewissen verbiete ihm, ein so theures Mittel anzuwenden, zumal wenn einheimische Stoffe vorhanden sind, die es vollständig ersetzen. Ueber den Gebrauch des Decocts sagt noch Vesal, dass Einige nicht mehr wie 10 Drachmen p. d. nehmen, der Kaiser aber nie weniger als 9—10 Unzen genommen habe. Wunderbar genug verordnet er bei dem Gebrauch noch eröffnende Klystiere von Cichorie, Borrago u. s. w.; zur äussern Behandlung syphilitischer Geschwüre empfiehlt er ebenfalls die Chinawurzelabkochung. Wir erfahren aber ferner von ihm, dass schon damals viele andre Mittel gegen die Syphilis versucht wurden, so die Tormentilla von Stephan Salas, dem Chirurgen des Kaisers, Terpenthin, eine Abkochung von Chamaedrium (Gundermann), die grünen Blätter der Stechpalme, ilex aquifol. Der jetzt so beliebte Maté oder Paraguaythee, auch von einer Ilexart, müsste also ähnliche Wirkung haben. Das Mittel ward damals vom Cardinal Doria und dem Dr. Luis Paniza mit Glück versucht. Endlich erzählt noch Vesal, dass sein Freund Juan Battista Gerardo von seiner Reise nach der Türkei Rhaponticum (Rhabarber) mitgebracht habe, es sei blos safranfarbig, fungös, ohne Geruch, und habe gute Wirkungen bei der Kur der Syphilis bewiesen.

Von dem Sassafras endlich, einer aus Nordamerika herübergebrachten Laurinee, gab der Spanier *Nicolas Monardes:* sobre las cosas traidas de la India, ausführliche Nachricht. Dieser Monardes war ein reicher Kaufmann, der Medicin studirt hatte, oder richtiger gesagt, ein Arzt, der einen grossen Handel mit amerikanischen Produkten trieb. Er scheint aus seiner Vaterstadt Sevilla, wo er mit ziemlichem Ansehn praktizirte, nicht herausgekommen zu sein und starb daselbst 1588, 95 Jahre alt.

Er hat noch andre rein medizinische Abhandlungen geschrieben; das wichtigste hier für uns ist das eben erwähnte. Dos libros, el uno, que trata de todas las cosas que traen de nuestras Indias Occidentales, y el otro, que trata de la piedra Bezoar y de la yerba escorzonera. Sevilla 1565. 8. 1569. 1580. 4. Burgos 1578. 4., ins italienische übersetzt Venedig 1585. 4.; ins lateinische Antwerpen 1574. 8. 1579, und ins französische 1619. 8. Das erste Buch handelt von den Erzeugnissen Amerikas, Mineralien, Edelsteinen, besonders aber den Vegetabilien. Der Autor hat die Gegenstände, von denen er sehr ausführlich spricht, nicht in ihrem Vaterlande kennen gelernt, sondern in Sevilla, wie er selbst erzählt. Und da wir in dieser Stadt Sevilla, die der Hafen und die Treppe zu ganz Westindien ist, von diesem mehr wissen, als in irgend einem andern Theil von ganz Spanien, weil alle Dinge zuerst nach Sevilla kommen, konnte ich durch 40 Jahre Erfahrung und Nutzen daraus schöpfen, so lange ich in dieser Stadt praktizire, wo ich mich mit vieler Sorgfalt um das bekümmert habe, was man aus jenen Theilen herübergebracht hat, und habe sie bei vielen und verschiednen Personen mit allem möglichen Fleiss und Eifer mit dem glücklichsten Erfolge versucht. Zuerst spricht er von der Resina anime und copal, welche die Indier als Räucherwerk gegen Kopfschmerz und Magenleiden benutzen, von der Tacamahaca und Caraña bei Nerven und Gelenkleiden. Vom Oel des Wunderbaums, higuera del infierno. Er sagt, man nennt den Baum so, weil, wenn er sich ausbreitet, er unsrem Baum sehr ähnlich ist (wahrscheinlich meint er die ficus elastica). Er zeigt, wie die Indianer sich dieser Substanz als Purgans und als Zertheilungsmittel kalter Geschwülste bedienen. Dann spricht er vom bitumen, liquidambar, von dessen Oel oder Balsam, das die Einwohner aus einem Baum, xilo genannt, entziehn, und innerlich gegen Blasenkrankheiten, gegen Magenkrampf, als Emmenagogum, bei Wunden u. s. w. anwenden. Darauf bespricht er die Naturgeschichte des Guajak, der Chinawurzel, der Sassaparilla und erzählt den Ursprung der Syphilis. Er und der oben genannte Ruiz Diaz de Isla haben die grössten Dummheiten darüber in die Welt geschickt und wie Morejon sagt, ohne Kenntniss der historischen Fakta gesprochen. Er sagt, dass im Jahre 1493 in dem Kriege, den der katholische König mit dem König Carl von Frankreich in Neapel führte, Christoph Columbus von seiner ersten Entdeckungsreise zurückkam, die er nach Domingo gemacht und eine grosse Zahl Indianer und Indianerinnen mitgebracht habe, die er nach Neapel führte, wo sich der katholische König nach Beendigung des Krieges befand. Und da zwischen beiden Königen Friede war, verkehrten die beiden Herrn miteinander. Als Columbus mit seinen Indianern und Indianerinnen angekommen war, fingen die Spanier an die Indianerinnen zu brauchen und die Indianer die Spanierinnen, und so steckten Indianer und Indianerinnen Spanier, Italiener und Deutsche an. Jeder, der sich etwas in der Geschichte umgethan, weiss, dass die katholischen Könige damals nicht in Neapel gewesen, überhaupt Nichts an der Geschichte wahr ist. Der Autor entstellt die Thatsachen und begeht den unverzeihlichen Fehler, öffentliche Thatsachen zu erzählen, ohne sie genau zu kennen. Die Spanier sind in Erfindung von Fabeln und Romanen immer ein Muster gewesen.

Der zweite Theil des Werkes führt den Titel libro de las cosas que se traen de nuestras Indias Occidentales, que sirven al uso de medicina. Do se trata del tabaco, de la sassafras y del cardo santo, y de otras muchas yerbas, plantas, simientes y licores, que nuevamente han venido de aquellas partes, de grandes virtudes y maravillosos efectos. Er lobt den Tabak gegen Kopfschmerzen, Vergiftungen, Asthma, Magenschmerzen, Verstopfungen, Nierenleiden, Windkolik, Uterusleiden, Spulwürmer, Gelenkleiden, Auftreibungen, Geschwülste, Zahnschmerzen, Carbunkeln, frische und alte Wunden, Krebs, Flechten und Grind, und schliesst mit der Anweisung, wie man das Mittel bei den Eingebornen anwendet. Er spricht dann vom lignum Sassafras, von den Wurzeln der santa Elena (Inula Helenium), Helleborus und Guajac; im 3ten Theil wiederum von andern Pflanzen und Früchten, wobei er gleichfalls eine fabelhafte Geschichte von einem Baum erzählt, dessen Zweige, dem Kranken in die Hand gegeben, anzeigen sollen, ob dieser leben oder sterben werde. Dass der Verfasser für die amerikanischen Importartikel sehr eingenommen war, ist bei seinem merkwürdigen Verhältniss als Arzt und Kaufmann nicht schwer zu begreifen.

Der Ruf, den sich plötzlich die aufgeführten exotischen und schweisstreibenden Hölzer bei den venerischen Leiden erworben hatten, hielt nur wenige Jahre an; man sah bald ein, dass sie höchstens als Linderungsmittel benutzt werden könnten, eine gründliche Kur aber doch nur durch Merkur zu bewirken sei. Unter denen, welche zu einer richtigen Würdigung der Krankheit und ihrer Heilart am meisten beigetragen haben, ist vorzugsweise der auch als Anatom nicht unansehnliche Spanier *Luis Lobera de Avila* oder Luis Davila Lobera, wie er sich auch manchmal selbst nennt, erwähnenswerth. Der Mann stammt aus einer angesehnen und wohlhabenden Familie, und studirte die Anatomie in Paris bei einem gewissen Bertucci. Morejon vermuthet, dass das der von Fabricius in seiner Bibliotheca medica aufgeführte Leipziger Anatom und Professor sei. Nun ist zwar dem Fabricius von andern Geschichtschreibern diese Angabe als grober Schnitzer vorgeworfen worden, als ob er eine Verwechslung mit dem Bologneser Anatomen begangen hätte, der ein Zeitgenosse Mundini de Luzzis war. Jedenfalls müssen doch mehrere Anatomen dieses Namens existirt haben, denn sonst könnte ja der Spanier nicht sagen, dass er bei einem Bertucci an der Leiche Anatomie gelernt. Renzi erwähnt einen Domenico Bertucci unter den kleineren italienischen Anatomen. Unser Lobera gelangte sehr bald zu hohen Würden unter Carl V., machte grosse Reisen durch ganz Deutschland, Frankreich und Italien, die er in einem Buche Banquete de nobles Caballeros beschreibt, war unter Anderm auch bei der Erstürmung von Tunis durch die kaiserlichen Truppen zugegen, und rettete bei dieser Gelegenheit aus der prächtigen Bibliothek Muley Hassans einige kostbare medizinische Schätze vor dem Untergang. Auch wohnte er dem Concil von Aerzten bei, das in Bologna unter Vorsitz Clemens VII. über den Brissotschen Aderlassstreit abgehalten wurde. Von einem kaiserlichen Dekrete jedoch, wodurch Brissots Lehre unterdrückt worden wäre, erwähnt er nichts.

Von seinen Werken interessirt uns hier nur das Libro de las cuatro enfermedades cortesanas, que son: catarro, gota artética sciática, mal de piedra y riñones é hijada, é mal de buas. Die vier Krankheiten des Hofes Catarrh, Gicht, Stein und Syphilis. Dirijido al muy ilustre Sr. D. Juan de Zúñiga, comendador mayor de Castilla etc. Toledo por Juan de Ayala 1544 fol. Die Abhandlung sobre el mal francés ó bubas ist nach Freinds Urtheil das Beste, was bis dahin über Syphilis geschrieben worden war. Zu den Symptomen der Syphilis rechnet er ausser dem primären Chanker Erschlaffung der uvula und eine nicht in Eiterung übergehende Schwellung der Mandeln, Schmerzen am Schienbein und Unterschenkel, callöse Pusteln an

Händen und Füssen, Haut- und Knochenabscesse, die mit cariöser Zerstörung enden. Den Bubo, der in Eiterung übergeht, hält er für eine Vorbauung gegen sekundäre Syphilis. Er glaubt, dass die Krankheit von den Alten nicht gekannt war, beschreibt sehr gut ihre Ursachen, Diagnose, Prognose und Kurmethode. Diese besteht in Purganzen, Abkochungen und Syrupen von indianischen Hölzern, und in verschiedenen Mercurialpräparaten, Friktionen, Pflastern und Räucherungen. Die Schmierkur wendete er mit grosser Vorsicht im gewärmten und verschlossenen Zimmer ohne Wechsel der Wäsche an; die Kur muss bis zum Eintritt der Salivation und bis zum Nachlass der Symptome fortgesetzt werden. Eine Zeit für ihre Dauer giebt er nicht an. Es sind ferner Andeutungen bei ihm zu finden vom Gebrauch des Sublimats gegen venerische Flechten und von Goldpräparaten als Mittel gegen die Syphilis, bekanntlich später von Chrestien in Montpellier viel empfohlen.

Zu diesen ältesten spanischen Schriftstellern über die Syphilis will ich der Vollständigkeit wegen noch einige Namen hinzufügen. Es sind dies der Portugiese *Peter Bayro*, der als Leibarzt des Herzogs von Savoyen in Turin lebte, und als Verfasser eines Enchiridium medicum sich einen bekannten Namen gemacht hat. 1566 erschien von ihm de doloribus morbi Gallici. Er erwähnt zuerst die Pillen (pilulae Barbarossae), quibus utuntur moderni contra morbum Gallicum, quae in aliquibus mirabilem fecerunt operationem. Das Recept kommt, sagt er, aus der Türkei; der erste Christ, der die Pillen brauchte, fiel 1537 bei Avignon, als Franz I. nach Vertreibung Carls III. in Piemont einrückte. Die Formel lautet: Argenti vivi 3xxv, Rhabarbari electi 3j, Diagrydii 3jjj, Moschi et Ambrae aa 3ιβ, farinae frumenti 3jj. Cum succo limonum fiat massa pilularum, ex qua formentur pil. magnitudine Ciceris et detur una pro vice omni die per horam ante coenam.

Miguel Juan Pascual aus Castellon de la Plana im Königreich Valencia, studirte in Montpellier, und war ein Schüler des berühmten Spanier Juan Falcon, Decan daselbst und des Luis Collado, Professors in Valencia. Ein Capitel aus seiner Praxis medica, Valencia 1555, Salamanca bei Juan Maria Terranova 1563, Lyon 1585 und 1602 ist im Luisinus mit abgedruckt. Er ist nicht zu verwechseln mit dem von Haller in seiner Bibliotheca medica und von Astruc erwähnten Italiener Paschalis aus Suessa, im Königreich Neapel, der ein besondres Werk, betitelt de morbo quodam composito, qui vulgo apud nos Gallicus appellatur, Neapel 1524, geschrieben. Der spanische Pascual schlägt für die leichteren Formen der Syphilis den Guajak, für die inveterirte die Schmierkur vor, die man nicht zu fürchten brauche, da man sie früher gegen viel leichtere Krankheiten, wie die Krätze, gebraucht habe. Dagegen warnt er vor dem pulvis Vigonis (rother Praecipitat), das man auch nicht einmal in kleiner Dosis geben solle, da es ein corrodirendes Mittel sei. Siehe die Scholien des Peter Paul Pereda in Michaelis Joannis Pasqual methodum curandi morbos, Barcelona 1579, Lyon 1585, 1602 und 1630.

Pedro Arias de Benavides, gebürtig aus Toro, studirte Medizin in Salamanca, praktizirte dann in Guatemala und Mexico, wo er Oberarzt am Hospitale war. Schrieb Decretor de Cirujia, en especial de las enfermedades de morbo galico y lamparones, y asimismo la manera como se curán los indios las llagas y heridas, y otros pasiones en las Indias, muy util y provechoso para España, y otros muchos secretos de cirujia hasta ahora no escritos. Valladolid por Francisco Fernandes de Córdoba 1567. 8. Das Buch ist approbirt von Dr. Pedro de Torre und von Domingo de Zabala und dem unglücklichen Prinzen Don Carlos gewidmet. Es erwähnt viele Pflanzen, Wurzeln, Früchte und Harze, die man in Amerika gegen gewisse Krankheiten braucht, und beschäftigt sich dann mit der Syphilis und ihren Heilmitteln.

Andrés Alcazar, einer der besten Chirurgen, den Spanien hervorgebracht, gebürtig aus Guadalaxara, studirte in Salamanca und bekleidete dann eben daselbst die Professur der Chirurgie. Er schrieb 6 Bücher Chirurgie; das Werk heisst: Andreae Alcazaris medici ac chirurgi guadalaxarensis in amplissima Salmaticensi academia chirurgiae facultatis primi professoris chirurigicae libri sex. In quibus multa antiquorum et recentiorum subobscura loca haetenus non dcelarata interpretantur. Salmanticae in aedibus Dominici Portonarii S. C. M. typographi 1575. fol. Das 5te Buch handelt de pudendagra vel mentagra, vel lychenis vulgo morbo gallico. Schon die Namen, die er wählt, beweisen, dass er die Krankheit für dieselbe hält, von der Hippocrates Aphorism. sect. 3 aphor. 20 und Plinius referirt haben, die zu Tiberius und Claudius Zeiten im alten Rom sich ereignet hat. Zum ferneren Beweise, dass man schon früher venerische Uebel allgemeiner Natur gekannt, beruft er' sich auf Hugo von Siena, Consil 70, der von einem 20jährigen Jüngling erzählt, dass er über den ganzen Körper einen pustulösen harten Ausschlag bekommen habe, der namentlich in der Nacht furchtbar geschmerzt und lange Zeit bestanden; ferner auf Avicenna, der von einer ambulanten formica oder schmerzhaften Warzen spricht, die er mit Weihrauch und Essig behandelt. In Europa sei die Krankheit von Neuem ausgebrochen, nicht durch die Seefahrt des Columbus, sondern schon 1436 im Kriege Johann von Anjou's mit Alfons von Neapel. Der Autor unterscheidet vier Arten oder richtiger Perioden der Krankheit: 1) Pusteln am Gesäss oder an den Schaamtheilen mit Geschwüren im Rachen und Pusteln auf Kopf und Stirn. 2) Gelenkschmerzen von Tuberkeln begleitet mit Ausfallen der Haare, 3) Geschwüre über den ganzen Körper, theils schmerzhafte, theils schmerzlose Knoten. 4) Caries und Necrose der Knochen mit hectischem Fieber. Ad 1 schlägt er vor; Diät, Guajak, Bewegung, Syrup. St. Ambrosii mit etwas Wein und topische Mittel gegen die Pusteln. ad 2 Gnajak, Sassaparilla, Chinawurzel und topisch Caustica, pulvis de Vigo (rothen Praecipitat). Ad 3 Schmierkur wie folgt: Der Körper wird erst warm gewaschen mit einem aromatischen Decoct von Rosmarin, Chamillen, Melilotus, fol. lauri, stoechados, lavendulae u. s. w. Die Salbe muss schon 2 oder 3 Monate alt sein, damit die Schädlichkeit des Quecksilbers etwas gemildert wird. Nicht eingerieben werden Magengegend, die emunctoria, die Wirbelsäule, die Gelenke. Ausgesetzt muss die Einreibung werden, wenn Zufälle eintreten, wie Ohnmacht, Diarrhoe; oder man pausirt und fängt dann wieder von vorn an. Heftig verdammt er den Gebrauch mancher Aerzte, hinter den Einreibungen gleich ein Abführmittel zu geben; dadurch wird die Materie, die durch den Speichel entfernt werden sollte, wieder in den Körper zurückgejagt. Von Beginn der Einreibungen bis zum Ende des Speichelflusses halte der Kranke eine silberne oder goldene Feder oder dito Ring im Munde, damit die mercuriellen Ausdünstungen ungehindert aus dem Munde gehn. Ad 4 braucht er ausser der Unction noch Räucherungen und Brechmittel; auch müssen in diesem Falle die Einreibungen stärker als gewöhnlich sein. Als Brechmittel verordnet er Cataputia minor 3j mit praecip. rubr. ad gr. IV und stib. 5.

antimon. praep. gr. IV, macht Brechen und Stuhl und hilft ausserordentlich, kann aber nur bei kräftigen Leuten mit schleimigem und atrabiliösen Temperament angewendet worden. Im Uebrigen enthält das Buch alle bis auf seine Zeit in der Syphilis gebräuchlichen Heilmittel und Receptformeln, sowohl für die Localbehaftungen der Geschlechtstheile, wie für die secundären Zufälle, Geschwüre im Mund und Rachen nebst den durch den Quecksilbergebrauch erforderlich werdenden Mund- und Gurgelwässern.

. *Juan Calvo*, ebenfalls ein ausgezeichneter spanischer Chirurg des 16ten Jahrhunderts, studirte zuerst in seinem Geburtsorte Valencia, und hatte daselbst den Lehrstuhl der Botanik, ging dann nach Montpellier und kehrte nach Valencia zurück, um daselbst 1568 den Lehrstuhl der Chirurgie zu besteigen. 1580 gab er, wie er sagt, nachdem er zehn Jahre Chirurgie gelesen, auf den Wunsch vieler Chirurgen, die seine Schüler gewesen, so wie Andrer, die ihn oft in schwierigen chirurgischen Fällen konsultirt, eine allgemeine und specielle Chirurgie heraus, betitelt: Primera y segunda parte de la cirurjia universal y particular del cuerpo humano. Sevilla 1580 en 4. Madrid 1626 fol., idem 1657, fol. idem 1674, fol. und Valencia 1690, fol. Sie zerfällt in 2 Theile, 1) Anatomie, 2) Del morbo gálico, en el cual se enseña su origen, causas y curacion, el modo de hacer el vino santo, dar las unciones, y corregir sus accidentes. Girtanner führt das Buch mit einem etwas veränderten Titel auf, der da anfängt Libro di medicina y chirurgia, que trata de las llagas en general y particular, y asimismo del morbo gálico etc. und giebt auch ausser der genannten noch eine Ausgabe Barcelona 1592. 8. an. Ausserdem hat Calvo die Chirurgie des Guido Cauliaco mit Glossen des Falcó herausgegeben. Das erst genannte Buch ist, wie Morejon sagt, sehr selten. Die Syphilis behandelt er mit Schmierkur und Holztränken. Girtanner citirt folgende Stelle aus ihm: Digo que marido y muger, por sanos que essen, si se dan los dos solos mucho á la Venus, vernan á tener bubas, sin que otri se las apegue, solo per el demasiado exercitio de la Venus und übersetzt, der Verfasser glaubt, dass auch ein gesunder Mann und eine gesunde Frau durch unmässigen Beischlaf die venerische Krankheit bekommen, und andre wieder anstecken, was, wie er richtig sagt, aller Erfahrung widerspricht. Indess sind die Worte sin que otri se las apegue nicht ganz richtig übersetzt, denn der Autor will sagen, dass sie venerisch werden, ohne dass ein Andrer sie angesteckt hat. Ein unmässig exercirter Beischlaf zwischen Mann und Frau, die sonst gesund sind, kann, wenn sie sich darauf beschränkten, wohl allgemeine oder örtliche Uebel zur Folge haben, aber keine Syphilis. Er glaubt, dass die Krankheit 1493 aus Amerika herübergebracht, aber er sagt dabei Nichts Neues, sondern schreibt nur das ab, was Ruiz Diaz de Isla und Andre darüber erzählt haben.

Pedro de Torres aus Daroca in Aragonien, Leibarzt der verwittweten Kaiserin Doña Maria von Austria, schrieb Libro, que trata de la enfermedad de las bubas, dirigido al conde de Mayolde. Madrid por Luis Sanchez 1600. en 4. Im 33ten Capitel handelt er von dem Ursprung, den Symptomen der Krankheit, Chanker, Phimose, Paraphimose, Condylomen, Tripper u. s. w. und von den damals gebräuchlichen 3 Hauptmethoden der Behandlung, Schwitz- und Hungerkur mit den Hölzern, Schmierkur, und Räucherungen; die Schmierkur zieht er den andern vor; es soll jeden Tag, bei Schwächlingen immer um den 3ten Tag geschmiert werden; die gewöhnliche Dosis für eine Einreibung bei kräftigen Leuten 2 bis 3 Unzen, bei schwächlichen 1½ Unze. Die Salbe enthält ⅙ höchstens ⅕ Mercur. Der Leibarzt Sr. Majestät Franz Gonzalez de Sepúlveda lobt das Buch, ebenso die Herrn Liñan de Ariaza und der Licentiat Juan Pascual Fernandez, Hauskaplan Sr. Majestät. Ihre poetischen Compositionen sind dem Buche beigefügt; eine Strophe des letzteren lautet:

Doktor, Euer Buch so selten,
Muss als Schatz des Lebens gelten,
Denn dem Kranken schafft's Genesung,
Für das Schlimmste noch Erlösung.
Jedem jungen Aeskulap
Giebt es eine Leuchte ab.

Der Autor hält die Lustseuche für alt. Sämmtliche zu seiner Zeit in Spanien gebräuchlichen antisyphilitischen Mittel, Syrupe, Dekokte, Salben, Pflaster, Pulver, Conserven und Weine sind darin verzeichnet. Daher damals sehr geschätzt.

Andrés de Leon, vermuthlich aus Granada gebürtig, studirte zu Sevilla, wo er promovirte, fungirte an den Hospitälern von Sevilla, Valencia und Zaragoza, machte den Feldzug des Herzogs Alba nach Portugal mit, ging mit Philipp II. als Protomedicus nach England und begleitete auch den Infanten Don Juan de

Austria im Kriege von Granada. Seine Werke wurden zuerst
in Baeza aufgelegt, wo er wohl die meiste Zeit seines Lebens
praktizirte, wie aus seiner eignen Dedikation zu dem Buche,
Practica de morbo galico, hervorgeht. Nicolas Antonio, der bekannte
spanische Bibliograph, datirt eine Gesammtausgabe seiner
medizinisch-chirurgischen Werke von 1590 aus Baeza. Dieses
in 4 Büchern bestehende Werk betitelt sich varios tratados de
medicina y chirurgia, Valladolid por Luis Sanchez 1605 in Quart.
Eben da und zur selben Zeit erschien seine Practica de morbo
galico, en el cual se contiene el origen y conocimiento de este
enfermedad y el mejor modo de curarla. Letzteres Buch ist
dem Don Pedro Fernandez de Castro gewidmet, Grafen von
Lemos und Andrade und Marquis von Sarria, und approbirt von
Dr. Octavio Sanchez de Soria. Beigefügt sind 2 Sonette von
Julian Perez de Ulloa an Leon und eins von Pedro Salinero,
Generalstabs-Apotheker auf der grossen Armade Philipps II.
Von hervorragendem Inhalt ist das Buch keineswegs, kritiklos
hat der Autor dem Diaz de Isla dessen Unsinn nachgeschrieben,
von ihm stammt auch die in viele Geschichtswerke übergegangene
Notiz, dass, als Herzog Alba in Portugal einrückte, die
Syphilis in Lissabon und im Hafen von Setubal so arg grassirte,
dass die dasigen Aerzte nicht weniger als 5000 Amputationen
des penis zu machen hatten, se certaron al pié cinco
mil miembros, von denen er die meisten vollzogen haben will.
Das Umsichgreifen der Krankheit schreibt der Autor der Nachlässigkeit
der Kranken und der schlechten Behandlung der Aerzte
zu, und erzählt, dass Herzog Alba ihm aufgetragen habe, alle
8 Tage die Frauenzimmer zu untersuchen; ferner habe der Herzog
ein Edikt erlassen, dass jedes Frauenzimmer, das sich nicht
ärztlich ausweisen könne, mit 200 Ruthenhieben bestraft und
vom Heere weggejagt werden solle. Durch diese Maassregeln
sei es gelungen, der Seuche Einhalt zu thun.

 Wohl nicht mit Unrecht hält der Autor Unreinlichkeit für
eine Hauptursache venerischer Uebel. Eindringlich warnt er
vor jeder Verkältung bei antisyphilitischen Kuren; er habe die
übelsten Folgen, ja selbst den Tod, davon gesehn. In Baeza
behandelte er einen Franziskanerguardian, der übrigens nicht
auf unanständigem Wege (?) sich die Krankheit zugezogen, und
der eine Paralyse bekam, weil er an dem Tage, wo er purgirte,
ausgegangen war. In der Mancha verlor Leon auf dieselbe

Weise eine Donna durch Verkältung, und eine ähnliche Geschichte erzählt er von einem jungen Chirurgen, dem der Kranke mitten im Schweiss durch Verkältung plötzlich starb. Styl und Inhalt des Buches lassen mich vermuthen, dass unser Autor doch nur ein Mann von untergeordneter Bildung war, er spricht zu viel von den Sternen und von der Religion, pocht fortwährend auf seine grosse Erfahrung, und indem er einen Syrup eigner Erfindung gegen die syphilitischen Leiden empfiehlt, fügt er hinzu, dass das Mittel bereits über ganz Spanien, ja sogar im Auslande verbreitet sei. Das sehr komplizirte Rezept dazu enthält Sassaparilla, die gute Sorte von Honduras, welche, wenn sie frisch ist, auswendig dunkelbraun und inwendig weiss aussieht (es giebt auch, wie er sagt, eine mexikanische Sorte und eine in Spanien selbst gesammelte Sassaparilla; wächst namentlich in der Gegend zwischen Martor und Torrejimeno, ist aber nicht so gut wie die von Honduras). Davon nimmt er 4 Unzen, dann lignum sanctum 2 Unzen, China dito, Sassafras-Rinde und Wurzel 2 Unzen, Süssholz (Regaliz) 1 Unze, Polypodium (von der Steineiche, nicht von der Mauer) 3 Unzen, Thymian und Sennesblätter von jedem 2 Unzen, Fumaria, Petersilie, Fenchel und Porre von jedem eine Handvoll, eine Handvoll Gerste, 50 Stück Brustbeeren (Jujub) ohne Kern, und 36 ausgekernte gedörrte Pflaumen, Veilchen und Rosenblüthe 1 bis 2 Unzen, Anis und Zimmt etwa ebensoviel. Natürlich lässt sich diese Vorschrift vielfach moduliren, der Autor hat die Sassaparilla, auf die er grosse Stücke hält, auch in Pulverform gegeben, und von den Hölzern einen starken und schwachen Trank anfertigen lassen. Von seinem Syrup sagt er, dass in seiner ganzen 30jährigen ärztlichen Carrière, bis zum Jahr 1604, wo er das in Rede stehende Buch verfasst, während welcher Zeit er von 1579 ab in königlichen Diensten gestanden, den Feldzug mit Herzog Alba mitgemacht, am Hofe Seiner Majestät gewesen, an den Hospitälern von Sevilla, Valencia, Arrajon und Saragossa praktizirt, auch auf der unüberwindlichen Flotte gedient, und damals mit dem Titel Protomedicus von Seiner Majestät dem Könige geehrt worden, er eine Unmasse Leute aller Nationen und Lebensalter mit diesem Syrup behandelt, und Gott sei gedankt und gelobt, niemals über einen Misserfolg oder eine Gefahr zu klagen gehabt habe. Aus der hier gegebenen Stylprobe wird sich der Leser vielleicht selbst ein Bild von dem Syrupfabrikanten machen, der immerhin ein Mann von grosser chirurgischer Erfahrung gewesen sein kann. Ich schliesse das sogar aus der Art und Weise, wie er bei Behandlung der Geschwüre den Verband zu machen räth, wobei er gewiss nicht mit Unrecht einen grossen Werth auf die Form und Zubereitung der Charpie legt, die er oft allein schon zur Heilung genügend hält. Ebenso eigenthümlich ist seine Empfehlung des acidum nitricum dilutum oder der aqua fortis, eines Mittels, das bekanntlich in der syphilitischen Praxis sich vielen Ruf erworben hat. Ich will aber des Autors eigne Worte gebrauchen. »Die aqua fortis ist sehr wesentlich und hilfreich in der Chirurgie, wenn man sie anzuwenden versteht, denn sie hilft wunderbar bei Mundgeschwüren, Geschwüren jeder Art, Warzen, Botores de primera especie (Chanker?) und kariöse Knochen legt sie blos. Es gelang mir im Jahre 1585 einen Sequester vom Schienbein einer Frau zu exstirpiren, die sehr schwach und furchtsam war, blos dass ich Leinwandlappen, die mit aqua fortis betupft waren, auflegte, so, ohne dass die Frau etwas merkte, und so wurde sie nach den Regeln der Kunst geheilt. Bei Geschwüren muss man sie so anwenden, dass man kleine Stückchen Leinwand damit befeuchtet, die man immer um den 3ten Tag auflegt; im Munde verbindet man es mit Oxymel oder Hydromel, und blos mit diesem Wasser ist es mir oft geglückt, die wunderbarsten und vollständigsten Heilungen zu erzielen.«

Luis Mercado, einer der grössten Aerzte des 16ten Jahrhunderts, Leibarzt Philipps II. und Philipps III., erster Professor an der Universität von Valladolid, hochverdient um die Restauration der hippokratischen Medizin. Wir besitzen von ihm unter Andrem, de morbo gallico libri duo, quorum primus ejus naturam et curationem in genere continet, secundus peculiarem omnium ejus accidentium medelam, enthalten in seinen Opera omnia, in tres tomos divisa, Valladolid 1605, 1611, 1613, Frankfurt 1608, 1614, 1620, Venedig 1609. Ein wenn auch kurzer aber werthvoller Traktat über die Natur und das Wesen der proteusartigen Krankheit, die er mit Recht einen Feind des Menschengeschlechts nennt. Im Gebrauch des Quecksilbers ist er vorsichtig, weil er seine giftigen Eigenschaften kennt. Er hält die Krankheit für neu und die Berufungen auf die Alten für monströs. Zugezogen wird sie durch Ansteckung, Beischlaf, Küsse, unmittelbare Berührung der Haut, adhaesione cutis ad cutim, gemeinschaftlichen

Gebrauch von Betten, Kleidungsstücken und Gefässen. Nachdem er die bekannten Hölzer durchgegangen, lobt er die Inunctionskur als ein Mittel, das noch in verzweifelten Fällen geholfen hat, und das, obschon häufig genug gebraucht, noch immer mit zu viel Furchtsamkeit und Scheu angewendet wird. Jedoch verlange die Vorsicht, nicht zu viel Quecksilber zu den Einreibungen zu nehmen; nur müssen sie bis zum 15ten oder 20ten Tage fortgesetzt werden, damit nicht Spuren des alten Giftstoffes zurückbleiben, welche eine Rückkehr der Krankheit bewirken. Die Räucherungen seien einst sehr beliebt gewesen, man sei aber von selbst davon zurückgekommen, weil sie zu heftig und gefährlich wirken, so dass kaum ein kluger und entschlossener Arzt sich ihrer bedienen kann. Ausserdem empfiehlt er für besonders zurückbleibende Zufälle durch die Erfahrung bewährte Heilformeln, bestehend in Pillen, Pulvern, Syrupen etc. Im zweiten Theil beschreibt er die Behandlung der einzelnen syphilitischen Zufälle, Tripper, Chanker, Bubo etc.

Zacutus Lusitanus, ein portugiesischer Jude, geboren im Jahre 5335 der jüdischen Zeitrechnung oder 1575 nach Christi Geburt zu Lissabon, studirte in Salamanca und Coimbra, wo er bereits mit 18 Jahren promovirte. Der berühmte Spanier de Lemos hat ausführlich sein Leben beschrieben. Seine Werke erschienen alle in Amsterdam, wohin er sich im Alter von 50 Jahren zurückgezogen hatte, um wieder seinen alten Glauben, den er in Portugal hatte verlassen müssen, zu bekennen. Nach andern Nachrichten flüchtete er dahin, als Philipp IV. durch ein Religionsedikt die Juden aus Portugal vertrieb. In dem berühmten Werke, Praxis medica admiranda, in qua exempla nova mirabilia circa morborum causas et curationes continentur, Amsterdam 1634, 8., sind viele höchst interessante Beobachtungen über die Syphilis enthalten. In dem Buche de medicorum principum historia, Amsterdam 1629, fol. (ich benutze die Gesammtausgabe seiner Werke, Lugduni 1657, 2 Thle., fol.), spricht er sich für das Alter der Lustseuche aus, nennt sie einen morbus vetustissimus, der schon dem Hippocrates und Galen bekannt gewesen, und über den man sich auch bei Salicet, Gordon, Valescus von Tarent unterrichten kann. Dieses Kapitel ist besonders gegen die Ausführungen des Monardes, Pereda und andrer Aerzte gerichtet, und überaus lesenswerth. Er beruft sich auf die Interpretationen des Vallesius und des Aleazar, dass die Alten die Krankheit gekannt, und behauptet, dass diejenigen, welche sie für neu ausgeben und nach allerlei Ursprungsquellen gesucht, nur Unsinn und Kindereien, mille monstra et mille nugas, produzirt haben. Dem Laguna erzählt er nach, dass die Syphilitischen, ehe die bekannten Mittel aufgekommen, sich in die Sonne gelegt, und so in dem warmen Sandbade wenigstens einige Erleichterung ihrer Leiden gefunden haben, was er damit erklärt, dass die Alten schon chronische und schmerzhafte Leiden auf diese Weise kurirt haben. Er stellt ferner die Behauptung auf, dass das blosse unmässige Exerciren des coitus Venerie erzeugen kann, wobei freilich seine gelehrten Citate nur so viel beweisen, dass ausschweifende Menschen überhaupt krank werden müssen; führt dann als Zeichen der secundären Syphilis neben dem Inguinalbubo auch Drüsenanschwellungen hinter dem Ohr und in den Achseln an, und das mit Recht, erwähnt dabei auch das von Rondelet zuerst bemerkte Symptom der sekundären Syphilis, nämlich Schmerz im sternum, kämpft dann für die Zulässigkeit des Quecksilbers, wobei er die Verse des römischen Dichters Ausonius citirt, der bekanntlich der Sohn eines Arztes war:

> Die Ehebrecherin hat Gift dem Mann gegeben,
> Und denkt, zum Tode reicht die Gabe noch nicht hin;
> Da thut Quecksilber sie, das tödtliche, daneben,
> Damit die Doppelkraft ihn schneller würge hin.
> Getheilt vielleicht kann Beides gift'gen Tod bereiten,
> Doch wer's vereinigt nimmt, der nimmt ein Antidot;
> Und während beide Kräfte um den Vorrang streiten,
> Besiegt und tödtet die Heilbringende den Tod.

Obwohl berühmte Aerzte, medici non infimae notae, sich gegen den Gebrauch des Quecksilbers erklärt, obwohl, wie er selbst gesehn, es tödtliche Folgen haben kann, Anginen, Geschwüre, Lungenentzündung u. s. w. erzeugt, Epilepsie verursacht und plötzlich durch Apoplexie hinwegrafft, hält er dennoch die Einreibungen zur Ausrottung der lues für das heilsamste und wirksamste Mittel, saluberrima et praestantissima unguenta ex argento vivo parata; er räth aber, frische Salben anzuwenden. Endlich stellt er die Behauptung auf, dass die Ansteckung sich auch durch die Luft aus der Entfernung übertragen kann, oder wie er sagt, quod morbus gallicus sit contagiosus ad distans. Er behauptet diese Ansteckung durch den blossen Athem einmal, weil die ulcerirte lepra ebenfalls auf diese Weise ansteckend sein soll, zweitens aber, weil der Athem des Kranken doch oft über geschwürige Flächen, namentlich Halsgeschwüre hingeht und weil er endlich oft geschn, dass die Frauen von Syphilitischen blos durch die Pflege ihrer Männer so erkrankt sind, dass sie sich einer ordentlichen antisyphilitischen Kur haben unterwerfen müssen. Er schliesst daraus, dass der nähere Verkehr mit Syphilitischen nicht ganz sicher ist, und dass man namentlich sich in Acht nehmen müsse, etwas von ihren geschwürigen oder schweissigen Absonderungen abzuwischen.

Die Praxis historiarum desselben Autors beginnt in ihrem zweiten Buche mit einer vollständigen Abhandlung der syphilitischen Krankheiten. Zuerst giebt er mehrfache Definitionen des morbus gallicus, die die hauptsächlichsten Symptome der Krankheit einschliessend meist darauf hinauslaufen, sie als ein chronisches und contagiöses Leiden hinzustellen, das, weil es ein universelles Leiden ist, sich auch mit jeder andern Krankheit compliciren kann, und seinen hauptsächlichsten Sitz in der Leber hat, obwohl es auch die andern grossen Organe und Systeme, wie Gehirn, Herz, Haut affizirt. Dann geht er die Ursachen der Krankheit durch, und da das Contagium immer die nächste Quelle des Uebels ist, so bezeichnet er ausser dem concubitus als Wege der Ansteckung noch den Uebergang von Amme auf Kind und Kind auf Amme, Kuss, gemeinschaftlichen Gebrauch von Kleidern und Geschirren. Bei den Symptomen wirft er auch die Frage auf, ob man eine virulente Gonorrhoe vom gewöhnlichen Tripper trennen müsse; er entscheidet sich dafür, weil Fälle vorkommen, wo syphilitische Ehemänner, die zwar eine Kur durchgemacht, aber doch selbst nicht wussten, ob sie gesund sind, ihre Frauen blos mit einem weissen Fluss angesteckt, so dass diese wiederum nicht wussten, ob sie syphilitisch seien oder nicht. Deshalb haben die Männer Furcht, sich überhaupt mit einem an Leukorrhoe leidenden Frauenzimmer einzulassen, weil sie nicht wissen können, ob selbiges nicht früher mit einem syphilitischen Manne zu thun gehabt. Die Unterscheidungszeichen beider Arten von Tripper, wie der Autor sie angiebt, sind natürlich unzureichend; der dickere gelbere Ausfluss, die grössere Schmerzhaftigkeit, ja selbst die Vermuthung auf Geschwüre in der Harnröhre beweisen noch keine syphilitische Virulenz. Doch ist zuzugeben, dass allgemeine

Syphilis bei Frauenzimmern sehr oft auch den fluor albus herbeiführt als Symptom der allgemeinen lues, wie das die Alten richtig hervorgehoben haben und deshalb von gonorrhoea gallica sprechen. Daher sagt auch Zacutus, die virulente Gonorrhoe wird meist ex coitu obscoeno erworben, d. h. dass man bei einer Hure mit weissem Fluss sich einen syphilitischen Tripper holen kann. Dann bespricht er die Frage von der Erblichkeit der Syphilis. Die Kinder von Syphilitikern, sagt er, kommen oft abgemagert, mit Ausschlägen, Geschwüren und Geschwülsten, ja oft an den edelsten Organen verstümmelt zur Welt, oder werden später mit solchen Zufällen behaftet. Spitzfindig ist die Frage, ob die Syphilis, ohne den Vater zu tangiren, auf den Enkel übergehen kann. Er bejaht ferner die Frage, ob die Syphilis lange ohne sichtliche Zerstörungen im Körper verweilen kann. Ob ihr mehr Männer oder Weiber unterworfen sind? Frauen sind der Ansteckung weniger unterworfen, die monatliche Reinigung spüle Vieles weg; aber sie sind schwerer zu heilen. Männer können durch körperliche Anstrengung das Gift theilweise wieder eliminiren. Dies sind die wichtigsten seiner Bemerkungen; seine ausführliche Abhandlung von der Therapie bringt meist schon Bekanntes. Er räth nach einem verdächtigen coitus bald ein warmes Bad zu nehmen oder sich wenigstens das Glied mit warmem Wasser abzuwaschen. Er giebt dann die speziellen Anleitungen zu den einzelnen Kurmethoden, glaubt auch, dass eine milde Syphilis durch blosse körperliche Thätigkeit überwunden werden kann (Soldaten, Jagd, Ballspiel); die Guajakkur dehnt er auf 20—30, in hartnäckigen Fällen auf 40 Tage aus; der Kranke trinkt ein Pfund Decoct und darüber; Schwächliche blos $1/2$ und wartet Morgens und Abends ein Paar Stunden den Schweiss im Bette ab. Das Vermischen des Decocts mit abführenden Arzneien, Senna, missbilligt er. Die China hält er nicht für so wirksam, aber angenehmer, lässt sich auch mit einer minder strengen Entziehungskur verbinden. Uebrigens variirt er das schon oben angegebene Verfahren, den rothen Praecipitat als Vomitiv zur Heilung der Syphilis anzuwenden; er giebt ihn in einem Infus. semin. Caput. oder in Bissen mit Oxymel und Helleborus. Eben so wendet er reinen Merkur in Pillenform an. Die beste Methode aber, sagt er selbst, sind die Einreibungen, oder die Speichelkur. Er nimmt 1 $1/2$ höchstens 2 Unzen Salbe zur Einreibung, reibt Früh und Abends oder blos des Morgens ein, lässt die Wäsche nicht wechseln, auch soll man die Salbe nicht warm machen. Sobald der Kranke zu speicheln beginnt, oder das Zahnfleisch anschwillt, hört er auf, ebenso wenn Ohnmachten eintreten. Er erlaubt dabei eine ziemlich gute Diät, Hühner, Kalb- und Schöpsenfleisch und etwas Wein; wenn der Kranke nicht mehr gut schlingen kann, Suppen, weiche Eier. Wenn er zu schmieren aufhört, lässt er den Kranken abwaschen. Für die Salbe selbst giebt er mehrere Formeln an; sie sind meist noch sehr complicirt, und das Quecksilber verhält sich darin zu den andern Constituenten wie 1 : 4, 5 oder 6. Die Methode mancher Aerzte, während der Einreibungen täglich abzuführen, billigt er nicht. Für verzweifelte Fälle findet er selbst die gefährlichen Räucherungen zulässig, weil es besser, etwas zu thun, als den Kranken einem sichern Tode preiszugeben (Räucherungen mit Quecksilberpräparaten sind neuerdings von den Engländern Parker und Lee und von dem Norweger Faye, namentlich als Calomelfumigation bei syphilitischen Kindern unter gebührender Vorsicht zum Schutz der Lungen empfohlen). Im Uebrigen hat Zacutus eine Unmasse Rezepte für einzelne syphilitische Zufälle; die Kaltwasserkuren verwirft er; obwohl er die kräftigende Wirkung kalter Bäder zugesteht, so seien sie doch weder ein Präservativ, noch schützen sie vor syphilitischen Recidiven. Für die Syphilis der Kinder schlägt er milde Purganzen und natürlich auch die sofortige Abschaffung der etwa kranken Amme vor. Ob es möglich ist, Kinder, deren Geschwister durch Syphilis schon zu Grunde gegangen sind, vor der Krankheit zu schützen? Da die Kinder meist atrophisch zu Grunde gehn, will er sie durch eine milde nährende Diät wo möglich am Leben erhalten. Unter den von ihm den Syphilitischen empfohlenen Mitteln befindet sich ein vinum sanctum pretiosum ex inventione nostra (eine Art Roob Laffceteur) aus Guajak und milden Purganzen zusammengesetzt, eine aqua magistralis für die, welche geheim kurirt sein wollen und pilulae aureae.

Amatus Lusitanus, ebenfalls ein portugiesischer Jude aus Castel Branco, als Convertit daher Johann Roderigo de Castel Branco sich nennend, später im hohen Alter zum Judenthum wieder zurückgekehrt, so dass er deshalb aus Italien flüchten musste und nach Salonichi ging. Mit 18 Jahren begann er bereits chirurgische Praxis in Salamanca zu betreiben, studirte und promovirte dann auf dieser Universität, besuchte hierauf die berühmtesten Schulen von Frankreich, Belgien und Italien und hatte eine Zeitlang einen medizinischen Lehrstuhl in Ferrara inne. Er schrieb ein berühmtes Werk: curationum medicinalium centuriae septem, das erstemal aufgelegt Florenz bei Torrentino. 8., 1551. Darin erwähnt er als Heilmittel der Syphilis den Guajak, und zum Ersatz dafür das Buchsbaumholz, die Sassaparilla und zum Ersatz dafür auch smilax aspera; über beide stellt er die radix Chinae, die, grade kurz bevor er sein Werk herausgab, in Ruf gekommen war, und die er in einem Consilium einem Verwandten des Pabstes Julius III. anempfiehlt. Ganz besonders bemerkenswerth ist folgende von ihm erzählte Krankengeschichte. Ein Mann, der venerisch gewesen, aber so weit wieder hergestellt worden war, dass er und andre ihn für gesund hielten, heirathet 10 Jahre darauf und die Frau gebiert ihm in den ersten 5 Jahren der Ehe zwei gesunde Kinder; im 7ten Jahr gebiert sie das dritte Kind, und dieses ist venerisch. Während der Schwangerschaft zeigten sich bei der Frau venerische Geschwüre an den Lippen und nach der Geburt ähnliche Geschwüre an den Brustwarzen, wodurch sie verhindert war, ihr Kind zu stillen. Das Kind ward also einer Amme übergeben, und diese Amme war schon nach wenigen Tagen vom Kinde angesteckt. Die Amme steckte ihren Mann an und ausserdem noch zwei andre Kinder ihrer Nachbaren, denen sie bisweilen die Brust gab, welche Kinder wieder ihre Mütter und diese ihre Männer ansteckten. Durch ein einziges venerisches Kind wurden also in kurzer Zeit 9 Personen angesteckt. Girtanner bemerkt bereits zu der Geschichte, dass, da ähnliche Fälle schon vorgekommen, die Erzählung nicht grade verwerflich ist, dass aber einige zur Erklärung des Factums nothwendige Data ausgelassen zu sein scheinen, resp. ob der Mann nach 10 Jahren wirklich gesund war oder ob er nicht etwa sich neuerdings venerisch afficirt hatte; die Erzählung ist aber eben jetzt wieder in der Med. Times and Gaz. 1864, Oktober 29, p. 466 von einem Autor reproducirt worden, der über »modern syphilographers« schreibt, sich hauptsächlich gegen Hunters und Ricords Behauptung von der Nichtübertragbarkeit constitutioneller Syphilis wendet, und sich zum Beweise dessen auf die Untersuchungen von Wallace, Waller, Longlebert, Rollet, Fournier und Diday beruft. Diday nämlich hat ganz ähnliche Krankengeschichten, wie die des Amatus ist, gebracht; er bezicht sich auch auf den von fast allen medizinischen Journalen berichteten Vorfall der raschen Verbreitung der Syphilis in Rivalta; auch Koebner, klinische und experiment. Mittheilungen aus der Dermatologie und Syphilodologie, Erlangen 1864, bringt ähnliche Fälle zur Contagiosität secund. Syphilis. Und unser Engländer beruft sich sogar auf den oben citirten Fall bei Torrella von dem Knaben, der mit dem Bruder in einem Bette schlief. So viel steht fest, dass die schon von Benjamin Bell ausgesprochene Ueberzeugung von der Contagiosität der constitutionellen Syphilis, ein Satz, welcher später von den Engländern Lee und Marston in dessen Beiträgen zur Geschichte der Syphilis, in Frankreich noch ganz besonders von Diday verfochten worden ist, uns zu demselben Glauben zurückführt, den bereits die Aerzte des 16ten Jahrhunderts hatten, und deren oft verspottete und verlachte Erzählungen heut in einem ganz andern Lichte erscheinen lässt. Wir sind in Folge dessen heut nicht mehr genöthigt, zu der Phantasie einer exceptionellen, akuten epidemischen Beschaffenheit der Syphilis von 1500 zu greifen, sondern erklären wirklich und der Wahrheit gemäss alle Fakta einfach durch das Contagium, das nicht blos durch die Berührung der verwundeten, erhitzten oder ulcerirten Haut, sondern auch durch das Blut, durch den Samen, ja sogar durch andre Sekretionen constitutionell Syphilitischer übertragen wird, so dass der foetus im uterus inficirt werden, das Kind seine Amme und die Amme das Kind anstecken kann. Ob auch der Athem Syphilitischer, wie die Alten meinten, ansteckend ist, dafür fehlt allerdings noch der experimentelle Beweis; die Möglichkeit will unser Engländer nicht ganz abläugnen, da es wissenschaftlich feststeht, dass das ovum durch den semen des Vaters oder das Blut der Mutter angesteckt werden kann. Von Amatus Lusitanus erwähne ich nur noch, dass er in solchen Fällen constitutioneller Syphilis (z. B. bei der Amme und deren Mann) die Schmierkur oder die 50tägige Entziehungskur mit Guajak angewendet hat.

Ich schliesse hieran nun das Gedicht des Villalobos aus dessen: Summario de la medicina in gereimter Romanze, en romanze trovado con un tratado sobre las pestiferas bubas, por el licenciado Villalobos, Estudiante en Salamanca. Hecha a Contemplacion del muy Magnifico y Ilustre Señor el marqués de Astorga.

Emendado y Corregido por él mismo, imprimido en la ciudad de Salamanca á sus espensas de Antonio de Barreda, Librero. Año del Nacimiento del Salvador de MCCCCXC. y VIII. Vor dem Gedicht steht eine lateinische Vorrede, in welcher der Autor die Gunst des Aesculap anruft. Derselbe war damals noch Student der Medicin, und theilt uns gewissermassen nur mit, was er unmittelbar eben gelernt hatte. Man ersieht daher aus ihm ebensowohl den damaligen galenischen Bildungsgang in der Medizin mit seinem Frage- und Antwortspiel, mit seiner blinden Anhänglichkeit an Galen und Avicenna, mit der galenisch-arabischen Säfte- und Qualitätentheorie, wie auch die Verlegenheit und Unfertigkeit der damaligen Aerzte rücksichtlich der Therapie; bei der strengsten Logik ist doch die Auffassung des Gegenstandes so wie die Sprache gleich naiv. Was jene theoretische Betrachtung und Behandlung der Syphilis anbelangt, so ist es bekannt, dass die Schulgelehrten in den syphilitischen Ausschlägen eine Aehnlichkeit mit den von den Arabern Safati genannten pustulösen Exanthemen wiederfinden wollten, und dass sie diese Pusteln nach den vier Elementarqualitäten, resp. Temperamenten, Blut, Galle, Schleim und schwarze Galle in 4 Arten ebenfalls eintheilten, wie man dies in dem Gedicht ausführlich finden wird, wo auch der damals gebräuchlichen Theorie von der Leber als dem Ursprung und der Quelle aller venerischen Affektionen Erwähnung geschieht. Statt alles Commentars gebe ich deshalb ein kurzes Inhaltsverzeichniss. Der Dichter beginnt mit den Ansichten der Theologen über die Entstehung des Uebels und antwortet auch auf etwaige sich dagegen erhebende Einwürfe, dann die der Astrologen, endlich die der Aerzte, was sehr genau und umständlich geschieht, da er auf die mit andern Krankheiten, namentlich scabies zu machenden Vergleiche eingeht. Sodann definirt er die Krankheit, bespricht ihre Ursachen im Allgemeinen, die äusseren sowohl wie die inneren, ja sogar die Ursachen der einzelnen Symptome, wie der Gelenkschmerzen, der Lokalbehaftungen, die vor den allgemeinen Zufällen vorhergehen. Nun wendet er sich zu den Symptomen der Krankheit selbst, die er, wie oben gesagt, nach den 4 Qualitäten und humores sanguis, cholera, phlegma, melancholia beschreibt, die aber auch ein Gemisch aller 4 verbrannten Säfte, humores adusti, sein kann. Endlich wendet er sich zur Therapie, zuerst gegen die Purgantia eradicativa oder das zu starke Purgiren, dann gegen das empirische Pflasterschmieren (Mercur) und giebt dann die damals schulgemässe Behandlung mit Klystiren, Syrupen und verschiedenen Purganzen an; dazu äusserlich Salben, Pflaster, Bäder und besondre Mittel gegen die Affektionen der Milz, zur Abheilung der Geschwüre, Nodositäten u. s. w. Schliesslich bespricht er die einzuhaltande Diät.

Der junge Dichter, ein geborner Altkastilier, ward später, nachdem er schon an den Höfen Ferdinand des Katholischen und Carls V. gedient, Leibarzt (medico de camera) bei Philipp II. und vermehrte seinen Ruhm noch durch andre Werke, wie die Glossa in Plinii historiae naturalis primum et secundum libros, Alcala bei Miguel de Aguia 1524, fol., und de los problemas, fechado en Calatayud a. 1515, que trata de Cuerpos naturales y morales y dos dialogos de medicina; el tratado de las tres grandes, la gran parleria, la gran risa, y la gran portia, con una cancio y la comedia de amphitrion Zamora 1543, fol., Zaragoza 1550 und fol. 1544, und eine andre Ausgabe Sevilla 1574, 8. Capmani in seinem teatro de la elocuencia sagt von ihm: er war ein freimüthiger und uneigennütziger Schriftsteller, der viele Wahrheiten mit Offenheit und sokratischem Witz verbreitet hat. Darin liegt der Hauptwerth seiner politischen und moralischen Diskurse, abgesehn von seinem grossen Verdienst, die vaterländische Sprache zu einer Zeit bereits gehandhabt zu haben, wo es erst noch guter Schriftsteller bedurfte, um ihr Schmelz, Wohllaut, Eleganz und Reinheit zu verleihen. Es braucht wohl erst nicht hinzugefügt zu werden, dass Villalobos auch in den späteren Jahren seiner Muse nicht untreu geworden ist. Von dem Gedicht über die Syphilis hat Morejon in ganz Spanien nur ein einziges Exemplar auftreiben können. Dasselbe befand sich im Besitz eines Freundes Don Ignazio Ruiz Luzuriaga, von dem er eine Copie genommen hat.

Gedicht des Spaniers **Francesco Lopez de Villalobos** über die
Syphilis (Enfermedad de las Bubas, aus dessen Summarium der
Medicin), gedruckt in Salamanca (auf seine Kosten) 1498 bei
Anton de Barreda, Buchhändler.

Zur Zeit, da Ferdinand und Isabelle
   Gerecht und weise, gross au Macht und Ruhm,
Geliebt, geehrt, geschätzt au jeder Stelle
   Verwalteten des Landes Herrscherthum,
Da ihrer Siege Ruf hinausgedrungen
   Weit durch das ganze menschliche Geschlecht,
Da sie der Kleinen Tyrannei bezwungen,
   Und Friede war und ein Gesetz und Recht,

Da ihres Nameus Herrlichkeit erblühte,
   Die uuverwelklich auch im Jenseits lebt,
Weil gegen Gott und Menschen gleiche Güte
   Sie immer zu erweisen sich bestrebt,
Zur Zeit, da in Madrid der König weilte,
   Geschah es, dass ein allgemeines Leid
Das ganze Volk all insgesammt ereilte,
   So jung wie alt mit gleicher Heftigkeit.

Ein Uebel war's, von dem nicht im Gedichte,
   Noch sonst in einem Buch zu lesen war,
Nichts Aehnliches berichtet die Geschichte,
   Bösartig, schmutzig, aller Heilung baar,
Grausamer Art, dass es die Menschen lähmte,
   Und sie zum Scheusal machte voller Pein,
Dass sich ein Jeder seines Unglücks schämte,
   Schien's von den Kriegen doch entstammt zu sein.

Die Gottgelahrten meinen, dass zu strafen,
   Der Herr das Uebel in die Welt geschickt,
Dass seine Zornausbrüche uns betrafen,
   Weil arge Sünde unsern Sinn berückt;
Liegt doch die Kirche mit sich selbst im Streite,
   Und um die Meinung hadert jetzt die Welt,
Und wird der Leidenschaft, des Hasses Beute,
   Und übel ist's mit der Vernunft bestellt.

So spricht der Herr; Ihr wollt nicht fürder streiten
   Für meine Kirche, wider Ketzerei;
Wollt meinem Amt Verlegenheit bereiten,
   Und höhnt, die mir ergeben sind und treu;
Wohlan, ich will den Racheengel senden,
   Und die Gewalt Euch nehmen, die ich gab;
Ihr sollt gelähmt an Füssen und an Händen
   Mit grausen Schmerzen wanken in das Grab.

Vermeinet nicht, dass ich des Grossen schone,
  Der aller Missethaten ärgste trägt,
Und dass das Strafgericht von meinem Throne
  Gerechte gleich wie Ungerechte schlägt;
Als in Aegypten einst der Engel würgte,
  Merkt' er die Häuser Israels sich an,
Wär' dem nicht so, was in der Welt verbürgte,
  Dass Gott nicht auch die Freunde strafen kann!

Wohl ist es wahr, dass oft die Schafe sterben
  Für Sünden, die der Hirt gesündigt hat,
Und Israel sah Tausende verderben
  Für das, was König David Böses that.
Und sieht man heut die ungewohnten Leiden,
  Den Zank und Hader in der Christenheit,
So mag man wohl der Meinung sich bescheiden,
  Das sei der Lohn für die Zerrissenheit.

Doch andre wieder meinen, dass es käme
  Von ungemessner Lust und Schwelgerei,
Und dass es drum den Theil in Anspruch nähme,
  Der eigentlich der sündigende sei;
So war schon König Pharao berüchtigt,
  Wie in der heilgen Schrift vermeldet klar,
Den Gott der Herr an der Natur gezüchtigt,
  Weil er nach Sarahs Schönheit lüstern war.

Und wenn auch Manche trotz der vielen Sünden
  In ihrer Wollust scheinbar straflos sind,
Kein Maass und Ziel für ihre Laster finden,
  Gerecht ist dennoch, was der Herr ersinnt;
Weit mehr noch siehst Du so enthaltsam werden,
  Dass sie sich fürchten einem Weib zu nahn;
Das ist das Loos der Sterblichen auf Erden:
  Die Reue tritt jedweden Sünder an.

Und wieder meinen dann die Sternedeuter:
  Saturn und Mars sind dieser Seuche Quell,
Saturn ist heisser Leidenschaft Bereiter,
  Und Mars regiert an der geheimen Stell'.
Drum sollen wir, wenn wir der Liebe pflegen,
  Wohl achten auf der beiden Sterne Stand;
Damit Saturn nicht komme uns entgegen,
  Wenn unser Sinn der Venus zugewandt.

Die Aerzte geben Schuld gehäuften Säften
  Von melancholscher oder salzger Art,
Die an die Leber sich, die heisse, heften,
  Sobald die Lebensweise üppig ward.

Kommt schlechte Luft hinzu und schlechte Nahrung,
Und böse Neigung, die man nicht bezwingt,
So wird des Uebels rasende Gebahrung
Kein Mittel finden, welches Hilfe bringt.

Und ein Gelehrter, den ich drum befragte,
Nennt es die Saphati des Avicenn,
Und seine Gründe, die er dafür sagte,
Sind meines Wissens wohl die folgenden:
Es ist in beiden pustulösen Leiden
Derselbe Saft schwarzgalligter Natur,
Der seine Schärfe wieder auszuscheiden,
Geschwüre machend durch die Haut entfuhr.

Auch sind die Saphati bei dem Beginne
Wie diese Pusteln ganz so roth und klein,
Wie aus dem vierten Buch ich mich entsinne,
Wo sie beschrieben sind genau und fein,
Und da sie weder lepra sind, noch Krätze,
Noch sonst ein Ausschlag schon bekannter Art,
So glaubt er, dass er sie ganz richtig schätze,
Wenn er die Saphati darin gewahrt.

Der sehr gelehrte Herr mag mir vergeben,
Es herrscht doch wohl noch viel Verschiedenheit,
In Form und Farbe sind sie ungleich eben,
In ihrer ganzen Eigenthümlichkeit;
Verdorbne Säfte sind nicht zu vereinen
Mit Pestilenz zur nämlichen Rubrik;
Ein solches Fieber will mir anders scheinen,
Als das aus blossem Ueberschuss entstieg.

Er sagt ja selbst, dass aus der Luftverderbniss
Die Pusteln gleich der Pestilenz entstehn;
Indess die Saphati sind ein Erwerbniss,
Das man zu jeder Zeit kann kommen sehn.
Meint er jedoch, er sei noch nicht ganz schlüssig,
Ob nicht die Saphati auch Pestilenz,
Dann wäre jeder Streit ganz überflüssig,
Denn darin herrscht noch eine Differenz.

Jedoch ein ander Argument noch kenn' ich
Für beider Leiden Grundverschiedenheit;
Nämlich die Saphati, die nenn' ich
Nur eine Krankheit der Zufälligkeit;
Von diesem wesentlichen Unterschiede
Wird der Beweis gewiss einleuchtend sein,
Die Pustel kommt zuerst am Zeugungsgliede,
Und Schmerzen im Gelenke hinterdrein.

Das haben nicht die Saphati zu eigen,
  Kein einzger Autor sagt etwas davon,
Drum kann ich nicht mich zu der Ansicht neigen
  Von einer Gleichheit in der Affektion;
Ich muss vielmehr bei der Behauptung bleiben,
  Sie sind von ganz verschiedener Natur;
Und den Beweis wird jeder unterschreiben,
  Er ist so klar wie irgend etwas nur.

Man sieht ja doch das grundverschiedne Wesen
  Auch in der Oertlichkeit und in der Zahl;
Die Saphati sind im Gesicht zu lesen,
  Und machen da die allermeiste Qual;
Auch da nur pflegen wenige zu kommen,
  Die Zahl ist wirklich fast verschwindend klein;
Wo aber Pusteln ihren Sitz genommen,
Pflegt ihre Zahl unzählbar fast zu sein.

Auch in der Farbe sind sie sich nicht ähnlich,
  Die Saphati sind alle roth zu schaun,
Die Pusteln variiren drin gewöhnlich,
  Sind gelb und grün und roth und blau und braun;
Auch die Behandlung ist nicht gleich geblieben
  In dieser und in jener Krankheitsform;
Was Avicenna einst hat vorgeschrieben,
  Gilt für die Pusteln keineswegs als Norm.

Wenn wirklich Saphati und Pusteln wären
  Die nämliche, dieselbe Affektion,
Dann würd' uns Avicenna auch belehren
  Von ihrem weiteren Verlaufe schon;
Er würde die Bubonen nicht vergessen,
  Die manchmal kommen schwellend ins Gesicht,
Die oft man bei der Lepra sieht, indessen
Davon spricht unser Avicenna nicht.

Mit gutem Grunde also lässt sich sagen,
  Die Saphati sind solche Beulen nicht,
Weil, wenn wir unsern Avicenna fragen,
  Er bei den Pusteln gar nicht davon spricht;
Er sagt kein Wort davon, wie sehr empfindlich
  Der Schmerz in allen Gliedern bohrt und nagt,
Und wie mit Härten, welche leicht entzündlich,
  Er heftig namentlich das Schienbein plagt.

Auch sagt er nicht, dass den Geschlechtswerkzeugen
  Die Saphati zunächst anhaftend sind,
Und von der Farbe scheint er ganz zu schweigen,
  Die oft ein schmutzig Colorit gewinnt,

So dass ein Zweifel schier mich will beschleichen,
 Ob je ein Autor schon gewusst darum,
Nur mit der Sarna könnte man's vergleichen,
 Mit dem, was wir benennen malum mortuum.

Denn gleiche Pusteln hat wohl auch die Krätze,
 Gefüllt mit einem zähen heissen Saft;
Auch sie befällt die mannigfachsten Plätze
 Und hält den Körper lange Zeit in Haft;
Auch in verschiednen Farben kann sie spielen
 Je nach dem Grundstoff, welcher sie gebiert,
Sie kann mit Schmerzen im Gelenke wühlen,
 Und auch zu Lähmungen hat sie geführt.

Und dennoch muss ich wiederum bekennen,
 Dass beide höchlich auseinander gehn;
Die Krätze juckt, erzeugt ein stärkres Brennen,
 Als je ihr werdet bei den Pusteln sehn,
Und ihre Feuchtigkeit ist penetranter,
 Und mehr noch durch den ganzen Leib vertheilt,
Und ihre Zahl auch deshalb eklatanter,
 Weil eben sie von Ort zu Orte eilt.

Dagegen lässt sich allerdings erwiedern,
 Das Jucken sei kein nöthiges Symptom,
Und dieses Brennen zeigt sich in den Gliedern,
 Wenn eine Schärfe ist im Säftestrom;
Die kann sich in den Pusteln auch entfalten;
 Kommt nämlich ein gesalzner Schleim hinzu,
So kann man sich des Kratzens nicht enthalten,
 Das Jucken lässt dem Kranken keine Ruh.

Um diesen Einwurf wieder zu entkräften
 Komm ich auf meine Aeusserung zurück,
Dass diese Pusteln sind von dickern Säften,
 Und nirgends anderswo der Saft so dick,
Und dem allein ist's wohl auch zuzuschreiben,
 Dass sie so lang der Heilung widerstehn,
Und darum muss ich bei der Meinung bleiben,
 Die Pusteln hat man früher nicht gesehn.

Doch mag man das nun nach Belieben halten,
 Und sie die Krätze nennen oder nicht.
Das Uebel hat ja mancherlei Gestalten,
 Nur dass ihm leider keine Kur entspricht;
Und sind um einen Namen wir verlegen,
 So sei's ägypt'sche Krätze zubenannt,
Der grausamen und harten Plagen wegen,
 Die Gott damit den Südern zugesandt.

Und diese Krätzepusteln nun entstellen
 Den Körper, aber das Gesicht noch mehr,
Sie machen schmerzhaft die Gelenke schwellen,
 Denn eine trockne Hitze lastet schwer
Von scharfen und verbrannten Säften drinnen,
 Die nach der Haut beständig treibt und drängt,
Und manchmal zu Geschwüren will gerinnen,
 Und wandellos an einem Orte hängt.

Woher das Alles? frage nur die Sterne,
 Sie haben uns die Lüfte inficirt,
So kam das Gift zu uns aus weiter Ferne,
 Und hat auch unsern Körper alterirt;
Wir waren freilich lange schon empfänglich
 Für solchen bösen Einfluss des Gestirns,
Dies weiter zu erklären ist bedenklich
 Und übersteigt die Kräfte meines Hirns.

Auf Erden nämlich disponirt zum Leiden
 Die schlechte Luft, die düstre Stimmung auch,
Und alle Speisen, die ein Phlegma scheiden,
 Wie Erbsen, Pöckelfleisch und Fisch und Lauch;
Behabt sich solch ein Körper dann mit Weibern,
 Verfällt er nur zu leicht der Kränklichkeit,
Wie Avicenna sagt von allen Leibern,
 Von Zorn und Wuth, von Frost und Trockenheit.

Die innre Ursach aber ist die Fülle
 Der Leber von dem heissen scharfen Saft,
Der durch die Venen dann in aller Stille
 Das Gift in die entfernten Theile schafft,
Und manchmal ist's der Feuchtigkeiten eine,
 Und manchmal ist's, dass eins zum andern kommt,
Dass Schleim und Galle füllen die Gebeine,
 Dass weder Kälte noch die Wärme frommt.

Und dass die Stoffe nach der Haut zu drängen,
 Mag eine Schwäche der Verdauung sein,
Und von der Schärfe scheint es abzuhängen,
 Dass sie wie Blattern sich am Leib zerstreun,
Woher die Schmerzen im Gelenke rühren,
 Das ist am allerwenigsten mir klar;
Der Doktor sollte das doch expliciren,
 Allein er schweigt, und das ist sonderbar.

So lang das Gift noch in den Adern fluthet,
 So lange bringt es keinen Schmerz hervor;
Das reife Gift erzeugt ihn unvermuthet
 Und quillt zugleich dann im Geschwür empor;

Von da verbreitet sich's durch alle Glieder
 Und kündet hie und da mit Schmerz sich an,
Legt gern sich auf die weichen Theile nieder,
 Doch macht es auch die Haut sich unterthan.
Und wenn es durch die Haut sich hat ergossen,
 Muss eine Pustel folgerecht entstehn,
Zu minder edlen Theilen hingeflossen,
 Sind blosse Flecken nur von ihm zu sehn.
So wandert's endlich auch zu den Gelenken,
 An welchem Ort es lange Zeit verweilt;
In diese Höhlen kann sich's leicht versenken,
 Weil keine Wärme es daselbst zertheilt.

Auch liegen die Gelenke meist entlegen
 Vom Quell der Wärme und des Spiritus,
So dass allein schon, wenn sie sich bewegen,
 Sich Feuchtigkeit in ihnen sammeln muss.
Und können sich durch Poren nicht entleeren,
 Denn fest verschlossen sind sie allerwärts,
Und da sie auch der Nerven nicht entbehren,
 Empfinden heftig sie jedweden Schmerz.

Und dass die Pusteln auch die Schaam erreichen,
 Das rührt nun wieder von der Leber her,
Denn diese macht Geschwülste in den Weichen,
 Die Schaam macht wieder die Geschwülste leer;
Denn diese Theile sind gar sehr empfänglich
 Und der Verderbniss vielfach ausgesetzt,
Schon vom Urine werden leicht sie kränklich,
 Weil jeder scharfe Stoff sie leicht verletzt.

Schon im Beginne sind die scharfen Säfte
 So trocken wie die Leber und so heiss,
So dass, besitzt die Leber nur noch ihre Kräfte,
 Sie auch das Gift bald auszuscheiden weiss;
Sobald sie aber matt und krank geworden,
 Dann sucht das Gift sich eine andre Bahn,
Und fängt zuerst an den bewussten Orten
 Um Vieles früher sich zu äussern an.

Und zeigen sich die Bubas an dem Gliede
 Wie eine harte Beule anfangs ohne Schmerz,
Dann sucht der Kranke wohl den Schlaf, ist müde,
 Kann doch nicht schlafen, trüb ist ihm um's Herz,
Ihm thut der Kopf weh, dunkel sind die Augen,
 Und Alles flösst ihm Widerwillen ein,
Zur Arbeit will der finstre Sinn nicht taugen,
 Kurzum, so merkt man das Befallensein.

Doch fangen erst die Pusteln an zu blühen,
　Dann rast in den Geleuken wilder Schmerz,
Und von den Schultern steigt er zu den Knieen,
　Und weiter bis zum Schienbein niederwärts,
Und unerträglich haust er in den Theilen,
　Die er zerstört, verhärtet und verdickt,
Und so entstehn die Knoten und die Beulen,
　Die man an Kopf und Stirne auch erblickt.

Und ganz besonders ist der Schmerz lebendig,
　Wenn von Natur das Blut zu hitzig ist,
Dann brennt die Sohle und die Hand beständig,
　Und an der Blatter merkt man, dass sie frisst;
Die Nacht ist kaum vor Schmerzen auszuhalten,
　Am Morgen erst der Kranke Ruh gewinnt,
Wie Feuer bricht es aus der Stirne Falten,
　Indess die Glieder wie zerschlagen sind.

Doch tausendmal noch ärger ist das Brennen,
　Wenn in der Galle erst der Fehler sitzt,
Denn das Gesicht ist kaum noch zu erkennen,
　Auch an den Händen ist die Haut erhitzt,
Dann füllt sie sich mit grindigen Geschwüren,
　Aus denen bald ein gelber Eiter bricht,
Der Kranke kann sich kaum vor Schmerzen rühren,
　Der Schmerz verlässt ihn auch am Tage nicht.

Sitzt aber mehr im Phlegma die Entzündung,
　Dann ist die Krankheit kälterer Natur,
Und macht bei minder schmerzlicher Empfindung
　Vereinzelte, zerrissne Pusteln nur;
Doch fühlt der Kranke eine grosse Schwere
　Von der in sie ergossnen Feuchtigkeit,
Als ob ihm kälter an den Stellen wäre,
　Wo diese weissen Pusteln sich zerstreut.

Ist aber die Entzündung ausgegangen
　Von einer melancholschen Feuchtigkeit,
Dann kommen dunkle Blattern auf die Wangen,
　Die ausgezeichnet sind durch Trockenheit;
Der Heilung widerstreben sie am längsten,
　Kaum sind sie schmerzhaft, aber dick, nicht gross,
Der Kranke welkt, und lebt in Furcht und Aengsten,
　Und seinen Trübsinn wird er gar nicht los.

Jedoch es kann sich manchmal auch ereignen,
　Dass von den Säften mehrere erkrankt,
Und dann, wie das gewiss nicht ganz zu längnen,
　Das Krankheitsbild in den Symptomen schwankt:

Entsteht das Uebel aus gemischtem Grunde,
 Aus Schleim zum Beispiel und aus dickem Blut,
Ist etwa Galle noch dabei im Bunde,
 Thut weder Kälte noch die Wärme gut.
Erklärlich ist's bei so bewandten Dingen,
 Wo man nicht weiss, was gut, was böse ist,
Dass scheu die Menschen ihre Köpfe hingen,
 Und selbst der Arzt sich keiner Kur vermisst.
Der eine meint, man dürfe nichts verwehren,
 Wonach des Kranken Appetit verlangt;
Der andre lässt ihn umgekehrt entbehren,
 Der Schwäche, sagt er, wird die Kur verdankt.

Der sagt, der Aderlass und das Purgiren
 Macht wohl den Topf, doch nicht den Menschen feist,
Viel besser würd' ein Syrup conveniren,
 Den Andalusien als Rettung preist;
Im Gegentheil, sagt jener, abzuführen,
 Entziehungskur und Hunger sei nicht schlecht,
Ein Tränkchen uach dem andern ordiniren;
 Am Ende hat wohl Keins von Beiden recht.

Bei solchem Uebel immerfort entleeren,
 Verdoppelt nur die Leiden offenbar,
Und muss die trockne Hitze noch vermehren,
 Die ohnehin schon in der Leber war.
Die kranken Stoffe müssen sich verdichten
 Und jagen hitzig durch das ganze Blut,
Bis dass sie wieder sich zur Leber flüchten,
 Und da entzünden eine neue Gluth.

Dann möcht ich wissen, ob von solchen Stoffen
 Sich in der That noch was entleeren lässt;
Wie kann man da noch abzuführen hoffen,
 Wo Alles klebrig ist und dick und fest?
So fein und zart sind die Kanäle alle,
 In denen unser Blut beständig rinnt,
So eng, dass sie gewiss in keinem Falle
 Für gröbere Substanz passirbar sind.

Doch was noch mehr den Kranken Unheil brachte,
 Denn leider Gottes, Esel giebt's genug,
War, dass man Salben aus Quecksilber machte,
 Was diese halfen, war doch nur Betrug;
Quecksilber tödtet ja und lähmt die Glieder,
 Und reibt man es an einer Stelle ein,
So kehren zwar die Schmerzen selten wieder,
 Doch das Gefühl erstirbt auch hinterdrein.

Wo einmal solche Salbe hingedrungen,
  Erstirbt die Kraft im selben Augenblick;
Zwar die Natur wird nie so ganz bezwungen,
  Doch mit der Wärme kehrt der Schmerz zurück;
Drum dachte man mit Schwitzen zu kuriren,
  Allein der Schweiss verdarb die Feuchtigkeit,
Die Haut ward trocken wohl vom Transpiriren,
  Von ihren Knoten ward sie nicht befreit.

Soll ich nun Euch die Kurmethode nennen,
  Die jetzt am meisten üblich und gemein;
Die nächsten Mittel, die wir brauchen können,
  Sie müssen, sagt man, blutverdünnend sein;
Wenn also Schmerzen sind an einer Seite,
  So schlägst die Ader an der andern Du;
Wenn beide Seiten schmerzten, nun so schreite
  Gleich an der andern Seite auch dazu.

Und einen Erdrauch-Syrup dann verschreibe,
  Denn bei Entzündung hilft er ganz bestimmt,
Er führt die scharfen Säfte aus dem Leibe,
  Wenn man zwei Unzen gleich auf einmal nimmt.
Du kannst ihn auch mit Thymian vermischen,
  Und machst mit Ochsenzunge Molken draus,
So wirst Du das erhitzte Blut erfrischen,
  Und treibst die Galle aus dem Körper aus.

Auch ein Klystier wird Dir mit Vortheil dienen
  Aus Tausendgulden, Fenchel, Thymian,
Wozu Du Safran, Anis und Rosinen,
  Und Aepfel, Pflaumen, Veilchen auch gethan.
Das Alles nun zu gleichen Theilen braue
  Mit Benediktenkraut und Cassia,
Thu' Honig, Oel und Salz dazu und schaue,
  In Kurzem ist der schönste Stuhlgang da.

Acht volle Tage müsst Ihr Euch bequemen,
  Und Euch bereiten folgendes Decoct,
Myrobalauen eine Unze nehmen,
  Und wenn Ihr ein Paar Pflaumen eingebrockt,
Und ein Paar Ebuli mit etwas Quendel,
  Nehmt Tamarinden und Fumaria,
Zu einer Unze Alles in ein Känndel
  Und kochet es mit drei Pfund Wasser da;

Sechs Unzen giesst ihr ab von diesem Tranke,
  Und thut 'ne Unze Cassia hinein,
Auch gute Manna, Manna braucht der Kranke,
  Denn Manna macht Verschleimte wieder rein;

So reinigt ihr die Säfte theils von oben,
Theils führt ihr sie mit dem Klystiere ab,
Und binnen Kurzem werdet Ihr's erproben,
Es fliesst der Schleim mit Leichtigkeit herab.

Wenn's wirken soll, dann muss der Schmerz verschwinden,
Die Kräfte wiederkehren und der Schlaf,
Es dürfen keine Beulen mehr sich finden,
Das Jucken, welches Hand und Fuss betraf,
Muss auch vergehn, der Harn muss dicker werden,
Und kriegen einen weissen Bodensatz;
Kurzum, man muss aus Gang, Gesicht, Geberden
Ersehn, dass Alles ist am rechten Platz.

Noch eins. Nimm funfzehn Gran von indschen Pillen
Und dreissig Pillen von Fumaria,
Zwölf weisse, niedliche Hermodaktylen,
Auch etwas Mastix und Lavendel ja;
Das kannst Du Dir mit einem Syrup kneten,
Und machst Dir Pillen, etwa sieben Stück,
Um Mitternacht zu nehmen; ist's von Nöthen,
So nimmst Du mehr noch, oder gehst zurück.

Auch Folgendes führt kräftig ab, Rosinen
Und Pflaumen, Ebuli, Myrobalan,
Thu' gute Sennesblätter dann zu ihnen,
Auch eine Unze, und noch Thymian,
Sechs Drachmen Polypodium, vom süssen,
Und fünf von gutem Eupatorium,
Von Erdrauch vier, und drauf nun Wasser giessen
Drei Pfund, das giebt ein herrlich Drastikum.

Und mach ein kleines Feuer auf dem Heerde,
Und eine Unze Quendel wirf hinein,
Und hats gekocht, sieh, dass es kalt gleich werde,
Nimm eine Drachme Niesswurz, aber fein,
Und eine Unze Cassia daneben,
Die halbe Drachme nimm Agaricus,
Und willst Du stärker noch das Mittel geben,
So nimm gleichviel lapis Armenicus.

Und sind die Säfte nun erweicht im Leibe,
Nur dass nicht ganz das Uebel weichen mag,
Für diese Ueberreste dann verschreibe
Den Theriak um jeden dritten Tag,
Des Morgens trinkt der Kranke stets ein Känudel
Voll süsser Molke, wird sie widerlich,
So trink er Ziegenmolke mit Lavendel,
Denn das ist auch für ihn sehr förderlich.

Und um die Leber selbst zu korrigiren,
  Die aller bösen Feuchtigkeiten Quell,
Kannst Du mit Veilchensalbe sie beschmieren,
  Mit Rosensalbe oder Oxymel,
Du kanust ein Sandelpflaster auch bereiten,
  Nur wende es am rechten Orte an,
Und für die Beulen hat zu allen Zeiten
  Die Salbe, wie ich finde, gut gethan.

Von Silber, aber nur von Silberfeile,
  Bleiglätte, Bleiweiss, Kupfervitriol,
Quecksilber, Aloe nimm gleiche Theile,
  Die man mit Schweinefett vermischen soll,
Dann Oleanderöl so viel wie Essig,
  Was mittlerweil hinzuzusetzen geht,
Verreibs in einem Mörser unablässig,
  Bis eine gute Salbe d'raus entsteht.

Und willst Du eine stärkre Salbe haben,
  So ist die Formel allen vorzuziehn:
Von Schwefel und Arsenik gleiche Gaben,
  Helleborus so viel als Terpentin,
Mit Knoblauchasche Alles abgerieben,
  Mit Weihrauch, Myrrhe, Kümmel, Aloe,
Merkur und Fett und dann noch nach Belieben
  Saft von Citronen und Limonie.

Und mach ein Pflaster noch für die Gelenke,
  Wozu Du Honig, Fett und Kuhmist nimmst,
Genügt das nicht, so dass Du, wie ich denke,
  Dich für ein stärker Pflaster noch bestimmst,
Nimm Terpentin vier Unzen und Salpeter,
  Doch von Euphorbium der Drachmen drei,
Denn das ist stark, von foenum graecum später
  Ein halbes Pfund zu Mehl zerrieben sei.

Dazu sechs Drachmen Iris, ferner viere
  Von Opoponax und sechs Unzen Oel,
Mit Gottes Hilfe wird das eine Schmiere,
  Mit der gehst Du bei keinem Kranken fehl;
Willst Du das Pflaster aber noch verstärken,
  Thu Ammoniac und Bdellium hinein,
Und gutes Oel, doch will ich Dir bemerken,
  Der Fall muss auch dazu gelegen sein.

Wollt ihr noch andre Pflaster, andre Salben,
  So lest bei Avicenna selber nach,
Capitel zweiundzwanzig, allenthalben
  Beschreibt er der Gelenke Ungemach,

Uud sind die Schmerzen etwa gar zu heftig,
  Dann braucht man freilich ein narcoticum;
Lest nur deu Avicenna recht geschäftig,
  Dort findet ihr ein gut Remedium.

Und mildert sich das Uebel schon ein Weilchen,
  Dann zieh' der Arzt noch Bäder in Gebrauch,
Aus Aepfeln, Anis, Feuchel, Rosen, Veilchen,
  Aus Malven, Eibisch, Raute, Erdenrauch,
Epheu und Distel kann man auch mitkochen,
  Der Kranke geht gleich nach dem Bad ins Bett
Und schwitzt, und thut er's täglich eine Wochen
  Auch zwei, wird die Gesundheit wieder wett.

Doch muss man sich vor Milzverhärtung hüten,
  Dann bleibt der Schmerz sehr lange noch zurück;
In solchem Fall die alten Aerzte riethen,
  Wie man die Milz entleere mit Geschick.
Man kann es zum Geschwüre kommen lassen,
  Ein guter Wundarzt hat das wohl studirt,
Er braucht's nicht mit den Häuden anzufassen,
  Wenn er nur weiss, woher die Wunde rührt.

Die Härten aber heilt man und die Knoten,
  Wie einen jeden härtlichen Abscess;
Erweichendes und Mildes ist geboten.
  Und so wird Alles wieder gut. Indess
Diät ist eine Hauptsach bei dem Krauken,
  Er muss vorsichtig in deu Speisen sein,
Die Weiber meiden, sündige Gedanken,
  Den Zorn, die Wuth und alle Grübelein.

Geniessen darf er Huhn, Fasan und Tauben,
  Und junges Flügelvieh, nur sei's nicht hart,
Auch Kalb- uud Ziegenfleisch kann man erlauben,
  Und Hammelfleisch, sobald es weich und zart,
Ein frisches Gelbei kann der Kranke essen,
  Geschuppten Fisch, Forellen namentlich,
Doch soll er, was er isst, niemals vergessen,
  Es muss verdaulich sein und förderlich.

Und trinkt er Wein, so trink' er leichten, rothen,
  Deu er mit Wasser überdies verdünnt,
Verpacken sich ist grade nicht geboten,
  Doch geh er auch nicht wie ein Brausewind.
Es ist nicht gut, sich öfters umzukleiden,
  Am Tage schläft man nicht; schmeckt's noch so schön,
Im besten Essen muss man sich bescheiden,
  Nach Tische möge man spazieren gehn.

Dir aber, Herr, soll Ruhm und Ehre bleiben,
Der Du den dunkeln Pfad mir hast erhellt,
Dass meine unvollkommne Art zu schreiben
In ihrem Inhalt dennoch gut bestellt,
Die Weisheit kann ich nur von Dir erwerben,
Ist doch nur Deines Lichtes Widerschein;
Drum will ich Dein im Leben und im Sterben,
In Freud und Leid will ich Dein Diener sein.

Du wirst den bösen Neid nicht wachsen lassen,
Der Irrthum kündet, und zum Guten schweigt,
Dass sich Gelehrte wie die Räuber hassen,
Wie Hund und Katz' einander abgeneigt:
Auch mich hat neulich einer beissen wollen,
Und fing da von den Aerzten an zu schrein,
Dass alle eine Meinung haben sollen,
Das kann doch so unmöglich richtig sein.

Ein andresmal hört ich denselben sagen,
Nur dass er mir versetze einen Hieb,
Dass, wenn man einen Körper auch zerschlagen,
Er doch sich gleich in Form und Wesen blieb';
Das wird man oft bei den Gelehrten finden,
Aus Bosheit drehen sie die Dinge um,
Doch Deine Gnade lässt das Gift verschwinden,
Mach Du, o Herr, die falschen Zungen stumm.

Verzeichniss der in dieser Abhandlung enthaltenen Autoren über die Syphilis.

Juan Almenar,
Pedro Pintor,
Gaspar Torrella,
Francisco Lopez de Villalobos,
Ruiz Diaz de Isla,
Francisco Delgado,
Nicolaus Poll,
Andreas Vesal,
Nicolas Monardes,
Luis Lobera de Avila,

Pedro Bayro,
Miguel Juan Pascual,
Pedro Arias de Benavides,
Andrés Alcazar,
Juan Calvo,
Pedro de Torres,
Andrés de Leon,
Luis Mercado,
Zacutus Lusitanus,
Amatus Lusitanus.

Ein Paar von Astruc und Girtanner citirte spanische Schriftsteller-Namen habe ich ganz weggelassen, einmal, weil es blosse Büchertitel ohne Angabe des Inhalts sind, von denen mein spanischer Gewährsmann nichts weiss, zweitens, weil die Citate jener beiden Männer nicht immer zuverlässig sind; so glaubt Morejon, dass Astruc einmal durch den Titel eines Buches de morbo pustulato getäuscht, einen Schriftsteller über Petechialtyphus unter die über Syphilis aufgenommen habe. Es handelt sich hier um einen gewissen Alfonso Lopez de Corrella, dessen Namen ich allerdings nicht bei Astruc, wohl aber bei Girtanner aufgezeichnet gefunden habe, wo er als Verfasser eines Buches de morbo pustulato, Valencia 1581, 4., aufgeführt wird und wo es bei Girtanner irrthümlich heisst, dass das Buch wahrscheinlich von der venerischen Krankheit handle. Offenbar falsch ist der von Girtanner angeführte Titel: Franciscus Franco 1569 libro del enfermedades contagiosas y de la preservacion di ellas, trattado de la nieve y de la salivacion, Sevilla 1569, 4. Es existiren 2 Werke von diesem Manne; eins heisst: Libro de enfermedades contagiosas y de la preservacion de ellas. Sevilla por Alonso de Barrera año de 1569, 4. Das andre: Tratado de la nieve, dirigido al muy ilustre Sr. D. Bernardo Enriquez; compuesto por Francisco Franco, médico del serenisimo rey de Portugal y catedratico de prima en el colegio mayor de Santa Maria de Jesus y Universidad de Sevilla. Sevilla 1569, 4, por el mismo impresor annque en letra de Tortis. Das erste handelt von der Pest, das zweite vom kalten Wasser, weder im 1ten noch im 2ten Titel ist von Syphilis oder Salivation die Rede.

Ich habe ferner absichtlich diejenigen Schriftsteller, welche speziell über Krankheiten der Harnwege, namentlich über Stricturen geschrieben haben, in meine Abhandlung nicht aufgenommen, weil diese Krankheiten in keinem nothwendigen Zusammenhang mit der Syphilis stehen, und die betreffenden Schriftsteller auch nicht die mindeste Notiz von der Syphilis genommen haben. Aus diesem Grunde habe ich die bei Girtanner aufgeführten allerdings sehr bedeutenden Schriftsteller Andrés Laguna und Francisco Diaz, von denen der letztere in Sonetten des Lope de Vega und Cervantes gefeiert wird, hier nicht erwähnt; eine dritte Angabe Girtanners, Alfonso Lopez de Hinojoso: El origen y nacimiento de las urinas y de enfermedades, quede ellas proceden, Mexico 1595, beruht wieder auf einem Irrthum, denn Girtanner hat urinas statt reumas gelesen.

Als ich meine Arbeit längst vollendet hatte, kam mir ein aus vier zusammenhängenden Journalartikeln bestehender Aufsatz von George Gaskoin, Surgeon, Chevalier of the ordre of Christ zu Gesicht, der Notes on the history of Syphilis betitelt ist im 2. Band der Medical Times and Gazette Jahrgang 1867 steht, und zum Theil denselben Gegenstand wie ich behandelt. Der Verfasser beginnt mit der bekannten aus den Briefen Thienes genommenen Notiz des Messineser Reisenden Nicolaus Scyllatius, der in einem Briefe vom 18ten Juni 1494, aus Barcelona datirt, sagt: »als ich in Barcelona, der blühendsten Stadt Spaniens landete, erschrak ich, so viele Einwohner von der Seuche ergriffen zu finden. Als ich die Aerzte fragte, mit denen ich viel auf meiner Reise verkehrte, versicherten sie, die Seuche sei aus Frankreich gekommen. Anfangs glaubte ich, es seien die Saphati des Avicenna; in Frankreich nennt man das Uebel gewöhnlich mal de St. Mein, es dauert ein Jahr und darüber und beginnt an den geheimen Theilen. Damit bringt der Verfasser die schon oben erwähnten Nachrichten des Torrella in Verbindung, dass die in Valencia, Catalonien und Aragonien unter dem Namen malum Sementii bekannte Krankheit schon längst in Frankreich zu Hause gewesen, und geht dann auf die oben von uns schon reproducirte Erzählung des Diaz de Isla über, welche die Krankheit von der Rückkehr des Columbus datirt. Was unser englischer Autor kritisch über die Reise des Columbus äussert, ist für uns von untergeordnetem Werth, denn der Gegenstand ist schon von andern Autoren viel besser behandelt worden; ich verweise nur auf das vortreffliche Buch von John Bacot über die Syphilis, der ebenfalls den ganzen amerikanischen Ursprung für eine alberne Fabel hält. Es wäre also Thorheit, hier noch einmal die historische Kritik über die doch nur mangelhaften Reiseberichte von Columbus' Fahrten wieder aufzufrischen, zumal ohnehin das spanische Original von der Hand des Ferdinand Columbus verloren gegangen, und der Bericht uns nur aus einer italienischen Uebersetzung bekannt ist. Auch scheint mir Herr Gaskoin seinerseits die Sache nicht kritisch genug behandelt zu haben, und nicht zu wissen, dass der Diaz de Isla ebenso wie der Oviedo ein Schriftsteller ist, der keinen Glauben verdient. Wenn er z. B. herausgefunden zu haben glaubt, dass die Reisegesellschaft des Columbus lüderliches Gesindel war, so ist auf diese Entdeckung gar kein Werth zu legen, obwohl sie den Stempel der Unwahrscheinlichkeit an sich trägt, denn es steht ja ohnehin fest, dass diese Leute nicht die Syphilis mitgebracht und verbreitet haben. Wichtiger für uns ist, dass Herr Gaskoin den Beweis führen will, dass Columbus, der bei Palos in der Nähe von Sevilla landete, den Weg von da nach Barcelona nicht zu Lande sondern zur See gemacht haben muss. Columbus hatte die ehrenvolle Einladung des Königs von Portugal ausgeschlagen, über Lissabon nach Spanien heimzukehren. Wenn er nun einen Aufenthalt in Sevilla nahm, müsste doch irgend eine Nachricht vorhanden sein, dass seine Leute Sevilla ebenso gut angesteckt haben, wie sie nachher Barcelona angesteckt haben sollten. Wie Gaskoin augieht, befinden sich grade die Dokumente des Mnnicipalarchivs aus jener Zeit in grässlicher Unordnung. Achthare Lente wollen wissen, dass Nachrichten üher ein sehr frühes Vorhandensein der Syphilis in Sevilla, wo bekanntlich »Mädchen aus den Fenstern sehn, ihre Blnmen zu begiessen«, existirt haben, aber diese Papiere sollen durch eine Feuershrunst zerstört worden sein. Ein Dr. Bonifacio Montejo in Madrid, der sich genauer mit historischen Untersuchnngen üher diesen Gegenstand hefasst, veröffentlichte in der Nummer 363 des Siglo mèdico vom 16ten Debr. 1860 Data znm Beweise, dass schon im Jahre 1502 ein Hospital für Syphilitische in Sevilla gewesen ist. Aher die hinzugefügte Notiz, dass man die Krankheit Seraıupion de las Indias genannt, uud dass als das Hospital gebaut wurde, noch keine solche Krankheit vorhanden war, weil sie erst nach der Entdeckung von Indien im J. 1492 hekannt wurde, kommt mir sehr verdächtig vor, um so mehr als Herr Gaskoin den Monardes ans Sevilla als weitere Antorität für die Richtigkeit dieser Augahe citirt, ich aber schon oben diesen Mann als einen ganz gewöhnlichen Spekulanten vorgeführt habe.

Gaskoin giebt eine gute Schildernng der politischen Lage Spaniens zur Zeit der Expedition des Colnmbns. Granada war helagert und genommen worden. In der vor den Wällen der Stadt versammelten Armee fanden sich Vertreter aller enropäischen Nationen, die zum Theil dann auderswo ihre Verwendung fanden, als sie aus Spanien weggegangen waren. Die Vertreibung der Juden aus Spanien erfolgte im Sommer 1492. Sizilien gehörte zu Aragonien und stand in enger Verhindung mit Barcelona. Ein illegitimer Zweig der aragonischen Familie herrschte in Neapel, wo, wie Diaz sagt, sich eine Menge spanischer Familien niedergelassen hatten. Der Nationalgeist in Spanien war damals ungemein aufgeregt über die Besitznahme mehrerer Festungen in Roussillon uud Cerdague (letztere Grafschaft liegt im pyrenäischen Gehirge und ist oft der Zankapfel zwischen Fraukreich und Spanien gewesen). Weil der Besitz derselheu die Strasse nach Catalonien öffnete, waren die Spanier in grosser Besorguiss, und Vielen erschien ihre Wiedereroherung wichtiger als die Einnahme von Granada. Im J. 1494 sammelte Carl VIII. ein Heer an der Gränze, angehlich um gegen die Türken zu Felde zu ziehn, in Wahrheit aber, um Neapel zu eroberu. Für den verschmitzten Ferdinand von Aragonien schien das eine günstige Gelegenheit zu sein, seine Provinzen ohne die Zahlnng der 200,000 Kroneu wieder zn erlangen, für die sie an Frankreich verpfändet waren, nnd Carl wiederum fürchtete sich, einen Feind in Rücken zu lassen, während er selhst auf Eroberung ausging. Da wurde ein Vertrag in Barcelona abgeschlossen am 19ten Januar 1493, in welchem Carl die Länder an Ferdinand anslieferte, daffir aher Ferdinand mit Carl ein Defensivund Offensiv-Büudniss schloss, und versprach, ihm mit Mann nnd Geld heiznstehu, seine Macht gegen alle Feinde auszudehueu, ausgenommen den Stellvertreter Christi. Diaz de Isla sagt, dass, als Carl in Italien einbrach, manche Spanier in seinem Heere sich befauden uud das französische Lager ansteckten, die Franzosen aber nicht wussten, woher das kam und es dem ungünstigen Klima des Laudes zuschrieben. Die Mailänder, die Carl nach Italien gernfen hatten, waren das ausschweifendste Volk dieser Zeit; der König selhst war ein ausschweifender Mensch, und lag einen Monat venerisch krank in Asti in Piemont. Carl kam nach Rom am Schlnss des Jahres, als ein heftiger Typhus da wüthete, der von den mit den Manren ausgewanderten Judeu dahin gebracht worden war. Zurita, Infessura und andre Historiker nannten die Krankheit maurische Pest. Neapel hatte das Jahr vorher 20,000 Einwohner an derselhen Krankheit verloren. Genua war in ähnlicher Lage. (Gaskoin sagt, es ist eine auffallende Aehnlichkeit mit dem Auszug der Tscherkessen iu unsrer Zeit, man wird sich wohl noch der Zeitungsberichte erinnern von dem durch Hunger und Typhus bewirkten schmählichen Untergang dieser edlen Nation.) Manche Schriftsteller haben diese Pestilenz mit Syphilis verwechselt. Zu Velletri, als Carl von Rom nach Neapel rückte, erschienen spanische Gesandte im Felde und boten ihre Vermittlung au zwischen den streitenden Nationen, und als der König sie zurückwies, warnten sie ihn vor Neapel als vor einem Lehn der Kirche und warfen ihm stolz den Vertrag von Barcelona zerrissen vor die Füsse, so dass sofort mehrere spanische Ritter und Commandeure im Dienste Carls das Lager verliessen unter Strafe des Verraths. (Siehe Prescott Leben Ferdinands und Isabellens.) Nach diesem Gesichtspunkt hätten die Franzosen die Syphilis mit den in ihren Reihen dienenden Spaniern mitgebracht und sie auch in Neapel vorgefunden, aber immer aus derselben Quelle, aus Barcelona. Die französische Armee, als sie im Besitz von Italien war, theilte sich dann in zwei Theile; die eine Hälfte ging durch Italien nach Frankreich zurück und erst nach ihrem Abgang traf auf dem neapolitanischen Territorium ein spanisches Ersatzheer im Mai 1495 ein, zwei volle Jahre nach der Rückkehr des Columbus aus Hayti und ein Jahr nach der Rückkehr von 12 Schiffen unter Antonio de Torres ebendaher. Zu dieser Zeit war nach dem Zeugniss des Oviedo bereits der ganze spanische Hof infizirt. Oviedo ist hart angegriffen worden, weil er gesagt hat, dass diese spanische Armee, bei der er selbst stand, die Syphilis nach Italien gebracht. Die bezüglichen Worte des Oviedo lauten: »Diese Krankheit affizirte manchen von den Spaniern, die mit dem Admiral gegangen waren, die Länder zu entdecken, was leicht passiren konnte, da es eine ansteckende Krankheit war. Und als sie nach Spanien zurückkehrten und dieses Leiden erschien, ging es von da nach Italien und andern Gegenden.« Oviedo liber II. cap. 3. pag. 50.

Ich würde dieses ganze Gerede nicht der Erwähnung werth gehalten haben, wenn unser Engländer nicht mit der Behauptung aufträte, dass wir bisher nur eine schlechte lateinische Uebersetzung des Diaz de Isla von Welschius gehabt, und dass der Dr. Bonifacio Montejo einen unschätzbaren Dienst der medicinischen Wissenschaft erwiesen, indem er zwei authentische Copien des Werkes des Diaz entdeckt. Zwei Ausgaben befinden sich nämlich in der königlichen Bibliothek von Madrid, von 1539, eine von 1542. Veröffentlicht wurden sie für das Hospital Allerheiligen zu Lissabon; die letzte auf seine eigne Kosten zur Zeit als Diaz de Isla in Sevilla wohnte. Die Entdeckung eines Codex oder ersten Entwurfs mit den beiden Ausgaben ist, wie Gaskoin sagt, eine der wichtigsten bibliographischen Entdeckungen unsrer Zeit (der Dr. Montejo hat ein Buch herausgegeben la sifilis y las enfermedades que se han confundidos con ella. Madrid 1863—64). Anlangend den Inhalt des Codex und seiner Randbemerkungen, kann er allerspätestens 1521 und wahrscheinlich nicht später als 1510 vollendet worden sein, und ist um so interessanter, je näher er den Ereignissen ist, die er beschreibt. Mir ist jedoch nicht einleuchtend, warum, wie unser Engländer meint, der Inhalt von äusserster Wichtigkeit und Glaubwürdigkeit sein soll, selbst wenn er sich in beiden Ausgaben wiederholt und auch der veränderte Text in der 2ten Ausgabe nur die Angaben der ersten wiederholt. Als Beweis für die Treue der Mittheilung führt Gaskoin noch die Worte aus der Vorrede an, wo es am Schlusse heisst: »ich bitte meine Leser um Verzeihung, wenn ein Irrthum sich eingeschlichen; er kommt nicht aus einem Mangel an Wahrheitsliebe, denn meine Absicht ist gut« und in der königlichen Erlaubniss liest man »die folgenden Bogen sind zur Kenntniss des Concils gebracht und den Proto-medici überwiesen worden, die eine Einsicht davon genommen und in manchen Stellen es amendirt haben.« Das Werk erschien also mit Billigung mehrerer Physici und in der zweiten Ausgabe heisst es, dass er Leute von der Flotte behandelt, eh' sie ans Land kamen, und in Barcelona Leute, noch eh' der König von Frankreich nach Neapel ging, und dass er mit seiner reichen Erfahrung noch andre Beweise hätte beibringen können.

Der dritte der Gaskoinschen Aufsätze behandelt die Fahrt des Columbus, um evidentere Beweise dafür zu bringen, dass Columbus die Krankheit von Hayti mitgebracht. Gaskoin beruft sich da wieder auf den Montejo, der die Diarien des Columbus einer erneuten Untersuchung unterzogen und zu ganz andern Ergebnissen gekommen sein soll, als die historische Kritik aunimmt. Aber dergleichen vage Vermuthungen finden sich schon bei Washington Irwing, dessen Geschichte des Lebens und der Reisen des Christoph Columbus ich selbst mir vorgenommen habe, um nach irgend einem Anhalt zu suchen, der für den amerikanischen Ursprung der Lustseuche spräche. Ich habe ebenso wenig in diesem Buche, wie in des Jesuiten Charlevoix vierbändiger Histoire de l'Isle Espagnole ou de St. Domingue auch nur irgend einen vor der Kritik stichhaltigen Beweis gefunden. Wohl aber habe ich aus dem Washington Irwing, der alle historischen Quellen, den Peter Martyr, Las Casas, Oviedo und die eigentlichen Geschichtschreiber benutzt hat, entnommen, dass die Leute des Columbus nicht durchweg das Lumpengesindel gewesen sind, wofür Gaskoin sie ausgeben will, und dass die angebliche Meuterei, die auf dem Schiff des Columbus ausbrach, zum grossen Theil daher rührte, dass dieses Schiff durch despotische Gewalt zur Expedition gepresst worden war und auf diese Weise ehrsame Leute gezwungen worden waren, au einem Unternehmen sich zu betheiligen, das sie für verrückt hielten. Nach den Angaben des Dr. Bonifacio Montejo nun, der sich wiederum auf den Diaz de Isla stützt, soll des Columbus Mannschaft bei seiner ersten Rückkehr nach Europa, wo er nach ein Paar schönen Tagen fortwährend schlechtes Wetter hatte, mit Symptomen einer neuen Krankheit behaftet gewesen sein, bei der die heftigsten Schmerzen in den Gliedern und Gelenken auftraten und ganz seltsame und rebellische Ausschläge auf der Haut erschienen. Der erste, bei dem das Uebel sich zeigte, war einer von den Gebrüdern Pinçon, die als Steuerleute mit dem Columbus weggegangen waren. Doch diese unbestimmte Angabe dürfte wohl eher auf Scorbut als auf Syphilis zu beziehen sein. Ebenso wenig kann aber die Entschuldigung des Gaskoin etwas gelten, dass, wenn wir aus den Briefen des Columbus nichts weiter über die Syphilis erfahren, diese Briefe verloren gegangen sind. Dass Columbus einmal in einem Briefe über die Eingebornen von Hayti die Aeusserung gethan, sie lieben ihre Nachbarn wie sich selbst, darin wird man doch keine Anspielung auf Syphilis finden wollen. Den Versicherungen des Cura de los Palacios, der die Einwohner für ein bestialisches Volk, für Fresser und Hurenkerle und die Weiber für untreu erklärt, ist um so weniger Vertrauen zu schenken, als die Einwohner sonst von Columbus wie Menschen aus dem goldnen Zeitalter geschildert wurden und ausdrücklich von ihnen gesagt wird, dass Jeder sich mit einem Weibe begnüge. Charlevoix, der den Widerspruch der Autoren über den moralischen Charakter der Eingeborenen zugiebt, aber doch auch von dem religiösen Fanatismus angesteckt ist, der diesen Unglücklichen alle möglichen Laster vorwarf, sagt einmal, auf Oviedo gestützt, der die indianischen Weiber als venerisch verdächtigt, über die Eingebornen: En effet la masse de leur sang étoit tellement gâtée, que la plupart étoient attaqués de cette infame et cruelle maladie, dont la communication a fait à l'ancien monde et surtout à l'Espagne un tort, que toutes les richesses du nouveau ne sauroient compenser. Wenn nun Herr Gaskoin den Oviedo als einen Mann preist, der wegen seines langen Aufenthalts in Amerika, wegen seines bedeutenden Ansehens in Spanien, wegen seiner persönlichen Bekanntschaft mit einzelnen Theilnehmern der Expedition sich ein zuverlässiges Urtheil bilden konnte, wenn er ferner von dem Diaz de Isla behauptet, dass er überzeugende Gründe für den amerikanischen Ursprung der Syphilis beigebracht, wie unter andern den, dass die indianische Kur mit dem Guajak, bei welcher der Patient sich zehn Monate jedes Umgangs mit einem Frauenzimmer enthalten musste, für eine lange Bekanntschaft mit der Krankheit spricht, wenn Herr Dr. Gaskoin endlich von dem Dr. Montejo rühmt, dass er mit seinen neuen Untersuchungen den Vorwurf vollständig entkräftet habe, dass die spanischen Geschichtschreiber 35 Jahre nach der Entdeckung von Amerika ein vollständiges Stillschweigen über den Ursprung der Syphilis beobachten, so sehe ich in dem allen nur ein oberflächliches Raisonnement, das den wahren Umfang der gesammten Quellenliteratur nicht kennt.

Wenn Dr. Gaskoin weiter sagt, dass die Notizen über den Haytischen Ursprung der Syphilis nicht der einzige Dienst sind, den der Dr. Montejo uns erwiesen, sondern dass er uns auch mit den Werken des Villalobos bekannt gemacht, so muss ich darin ein Zeichen von der Unwissenheit des Herrn Gaskoin erblicken. Wenn er ferner in dem Umstand, dass das Gedicht des Villalobos nur ein separater Anhang zu dem in Versen geschriebenen Summarium der Medicin ist, und dass in diesem Summarium die Aposteme und Geschwüre der Genitalien unter dem Titel »die ansteckenden und verwünschten Geschwüre (contagiosas meleditas bubas) separat von der Syphilis abgehandelt werden, dicht neben der Sterilität, Satyriasis, Gonorrhoe, Hernia und andern Localübeln, und dass Villalobos diese Aposteme und Geschwüre, die er ausdrücklich als allbekannte Sachen bezeichnet (conosce se come los antepasados), diagnostisch und therapeutisch eben so abhandelt, wie andre mittelalterliche Schriftsteller — wenn, sage ich, Gaskoin aus diesem Umstand die Neuheit der Syphilis schliessen will, so ist das ein kritikloses Verfahren. Seine Commentare zum Gedicht sind zwar lesenswerth, allein ich ziehe es vor, es meinen Lesern selbst zu überlassen, dass sie sich etwaige Analogien mit der Neuzeit ziehn. Die Mattigkeit der Glieder, die Villalobos als ein Vorzeichen der allgemeinen lues anführt, und die Ricord bekanntlich von einer Affektion des Muskelgewebes herschreibt, die häufige Erkrankung der Milz, die ebenfalls Villalobos hervorhebt, und die neuerdings Virchow durch seine anatomisch-pathologischen Untersuchungen festgestellt, die ganze Beschreibung des Incubationsstadiums, die, wie Gaskoin sagt, auf das Haar mit Bazin übereinstimmt, sind nach meiner Ansicht nur Belege für den zu allen Zeiten unveränderten wahren Charakter der ausge sprochenen Syphilis. Wenn sich aber Gaskoin weiter, weil er in der Beschreibung des Villalobos eine neue Krankheit erblickt, und also jedes gegentheilige Zeugniss aus Spanien entkräften muss, wegen des oben citirten Briefes des Peter Martyr an den Arias Borbosa auf diejenigen Schriftsteller beruft, die die Aechtheit des Briefes angezweifelt haben, wie Pellicer, Munoz und Cantu (eine der grössten Autoritäten für die Geschichte Spaniens, nämlich Prescott, der das Leben Ferdinands und Isabellens geschrieben, sagt das Gegentheil), wenn er weiter sich auf Hallam beruft, den Verfasser einer Geschichte der europäischen Literatur, der den gedachten Brief mit einem unrichtigen Datum versehen erklärt, ein Irrthum, der aus der schlechten chronologischen Ordnung der Briefe entstanden sein kann, so müssen wir dem gegenüber einfach auf unsre obigen Citate verweisen.

Dass Herr Gaskoin aber ein kritikloser Schriftsteller ist, ersehe ich noch aus seiner unerwiesenen Behauptung, dass die Marannen die Syphilis auch nach Afrika gebracht, wofür er kein anderes Zeugniss beibringen kann, als das des verdächtigen Renegaten Leo Africanus. Ihm erzählt er nach, dass eine spanische Flotille die jüdischen Familien nach einer christlichen Kolonie in Afrika gebracht, dass diese Juden auf ihrer weiteren Reise nach Fez von maurischen Eingebornen angefallen, geplündert und zum Theil niedergemetzelt worden, zum Theil sich wieder zurück in die christliche Kolonie geflüchtet und dort gewaltsam mit nassen Hadern zum Christenthum bekehrt oder getauft worden sind, und dass diese Unglücklichen es gewesen sind, die die Syphilis in Afrika verbreitet haben. Es ist empörend, dass noch heut solcher Unsinn niedergeschrieben werden kann. Nur weil ein Dr. Gaskoin sich auf eine spanische Autorität beruft, die, wie er sagt, neue Quellen aufgefunden, die aber, wie man sieht, sich lediglich auf die schon bekannten unwissenschaftlichen und leichtsinnigen Angaben des Ruiz Diaz de Isla und des Oviedo beschränken, fühle ich mich veranlasst, die schon hundertmal durchgesprochene Geschichte vom Ursprung der Syphilis, aber nur mit besonderer Rücksicht auf die spanischen Quellen und auf den angeblichen amerikanischen Ursprung noch einmal einer kritischen Beleuchtung zu unterziehen. Was ich hier gebe, ist freilich nur ein dürftiges Excerpt aus meinen akademischen Vorlesungen über die Geschichte der Syphilis, die in ihrer Vollständigkeit mehrere starke Bände umfassen, und sowohl in dem Theil, der die Lustseuche im Alterthum, wie in dem, welcher die Literatur der venerischen Uebel im 15ten und 16ten Jahrhundert enthält, zusammen erst einen genügenden Einblick in die Geschichte der Krankheit geben.

Wer die Geschichte der Lustübel bis zum Ende des 15ten Jahrhunderts verfolgt, bemerkt die immer steigende Zunahme der von ihnen Nachricht gebenden Schriftsteller, woraus auf eine grössere Häufigkeit dieser Leiden zu schliessen ist. Zu der Zeit nun, als die Franzosen in Italien einrückten, zu welcher Zeit man gemeiniglich den Beginn der Franzosenkrankheit oder der Syphilis ansetzt, hatte die Venerie in Folge der Kriegszüge und besonders in Folge einer anhaltenden Witterungsconstitution, welche zu exanthematischen Krankheiten geneigt machte und in der That auch in ihrer höchsten Potenz den Typhus exanthematicus oder petechialis herbeiführte, welchen man ja gleichfalls damals als eine neue Krankheit ansah, dergestalt an Ausbreitung gewonnen, und hatte namentlich wegen der raschen Aufeinanderfolge der sekundären exanthematischen Erscheinungen hinter den primären Affektionen eine so erschreckende Gestalt angenommen, dass sie unwillkürlich die Aufmerksamkeit der Aerzte und Laien auf sich ziehen musste. Da man nun einmal dahin gekommen war, dass man den Zusammenhang einer ganzen Reihe von Symptomen, die wir heut in primäre und sekundäre zerlegen, aus dem anfänglichen unreinen Beischlaf herleiten musste, und deutlicher also erkannte als früher, denn es war zu offenbar, um übersehen zu werden, und die nachfolgenden krankhaften Erscheinungen konnten eben nicht mehr auf Rechnung andrer Krankheiten gesetzt werden, so hatte man in diesem Zusammenhang und in dieser Erkenntniss allerdings ein neues Krankheitsbild, aber keine neue Krankheit.

Ich überlasse es getrost dem Urtheile derer, die von der Historie was verstehen, was sie von den Angaben derjenigen Schriftsteller zu halten haben, die von einer neuen Krankheit sprechen. Mir scheint, dass die ungemeine Zahl von Benennungen für die Syphilis, worin fast jeder Landesstrich seine Eigenheit dokumentirte, aber auch all die verschiedenen auffallenden Erscheinungen der Krankheit sich widerspiegeln, bei sorgfältiger Betrachtung mit als ein Grund angesehen werden muss, dass wir es mit einer Krankheit zu thun haben, die sich nach Zeit und Ort modifiziren kann, die also doch nicht ganz abrupt und lediglich aus dem Zusammenfluss bestimmter, ausserhalb des Menschen liegenden Causalmomente, wie sie nur einmal in der Geschichte aufgetaucht und nachher nicht wiedergekehrt sind, entstanden sein kann. Was speziell Italien betrifft, so nannte man in Savoyen das Uebel Juvela (la clavellá), bei den Genuesen hiess es lo malo delle tavelle, bei den Tusken lo malo delle bulle. Fracastor sagt, die Franzosen hätten die Krankheit morbus italus genannt, um die Schande auf die Italiener zu wälzen; die Italiener wiederum nennen es scabies gallica, morbus europaeus, vari melancolici u. s. w. Bei den immerwährenden Rekriminationen gewann weder die Historie, noch die Pathologie; Tomitanus sagt, so nun die Krankheit gallicus morbus, oder hispanus, oder italus, oder neapolitanus genannt wird, genug, jetzt ist es ein allgemeines Contagium geworden, das durch den ganzen Erdkreis zieht. Es kommt deshalb gar nicht darauf an, ob man von einer Pest, einem Contagium, einer mentagra oder einer Krätze, von einer Franzosenblatter oder von einem pudendagra spricht, oder sonst einen Namen giebt, wie z. B. Syphilis.

Aus der Zahl derer, welche sich die Syphilis als eine ganz neue Krankheit vorstellen, nenne ich Fracastor, der mit etwas zu viel poetischer Lizenz in auras exit et tandem sese caligine ab atra exemit durosque ortus et vincula rupit, also grade so von ihr spricht, wie wenn er eine der gefürchteten Pesten des Mittelalters besänge, Leonicenus: insolitae naturae morbus Italiam et multas alias regiones invadens Aquilonias passio, nec a nostris proavis nec ab aliis longe antequioribus visa unquam. Massa nennt sie auch eine aegritudo nova, Cataneus einen monstrosus morbus, in keinem früheren Jahrhunderte gesehn, auf dem ganzen Erdkreis unbekannt. Benedict: Venereo tactu novus, vel saltem medicis incoguitus prioribus, morbus gallicus, ad nosex occidente, dum haec ederemus, repsit, tanta omnium membrorum foeditate, crucia tibusque, nocte praesertim, ut Lepram alioqui insanabilem sive Elephantiasin horrore superet, non sine vitae pernicie, eine Krankheitsanlage, dispositio mala, die aller Wahrscheinlichkeit nach weder Hippokrates noch Galen, noch Avicena, noch sonst ein alter Arzt gekannt, also schon etwas vorsichtiger in seinen Aeusserungen. Johann de Vigo sagt auch, es sei eine Krankheitsart oder Gattung, deren Natur man in gauz Italien scheinbar nicht kannte, quasi incognitae naturae. — Fallopia dagegen meint gradezu, dass man zu der Väter Zeiten nichts von der Krankheit geschn und gehört habe und endlich hält auch Tomitanus sie für eine neue und nugewöhnliche Erscheinung, von der man zumal in Italien früher nichts gewusst habe.

Dagegen hatte Marcellus Cumanus die Syphilis mit Hinweis auf den von Papius Lombardus beschriebenen morbus Campanus für eine lepraartige Affektion erklärt und Valerius auf Tiberius Schilderung hin gesagt: Fuerunt vero in illa tempestate tales plurimi, ob quos et multos alios affectus, qui in hoc opere et aliis Hippocratis narrantur, adducor ut censeam, nihil in illo morbo esse novum, quodque priora saecula non videriut.

Viele Schriftsteller, welche zur Zeit jener epidemischen Ausbreitung der Lustseuche schrieben, lassen kein Wort darüber fallen, dass ihnen die Krankheit neu oder unbekannt gewesen, was, wenn es auch nur für die primären Symptome gälte, doch für die historische Continuität der Geschlechtsübel spricht; ja sie brauchen für die Genitalaffektionen dieselben Ausdrücke wie früher, in Betreff der sekundären Symptome nahmen sie einige Analogieen von den Arabern her, wie die saphati und aluhumata, Ausdrücke, welche die bei dem morbus gallicus besonders hervorstechenden und ungewöhnlichen Hautbehaftungen bezeichnen sollten; andre wieder gingen bis auf die Alten in ihren Bezeichnungen zurück, wohl, weil sie z. B. unter mentagra sich etwas Aehnliches wie die Syphilis dachten. Mehr aber zur Verwirrung als zur Aufklärung trugen diejenigen bei, welche sogar die für akute Exautheme gebräuchlichen Namen, wie corales, brossulae u. s. w. in die Syphilis hineintrugen. Uebrigens waren nicht gleich alle Aerzte damals im Stande, den historischen und pathologischen Zusammenhang der einzelnen Symptome unter sich und mit der Originalursache vollständig zu würdigen, abgesehen davon, dass hier immer eine in der Natur der Sache liegende Dunkelheit zurückbleibt, welche auch wir in unsern diagnostischen Versuchen nie ganz zu verscheuchen vermögen. In dem erkannten Zusammenhange aber nannteu die Leute damals die Krankheit morbus gallicus, das Franzosenübel, ein Name, der noch heut nicht aus dem Gedächtniss der Menschen entschwunden ist. Fracastor brachte dann den Namen Syphilis auf, weil ein Hirte Syphilus wegen eines Frevels gegen den Sonnengott von diesem mit bösartigen Hautausschlägen bestraft worden war.

Syphilus ostendit turpes per corpus achores,
Insomnes primum noctes couvulsaque membra,
Sensit et a primo traxit cognomina morbus,
Syphilidenque ab eo labem dixere coloni.

Passender war der von Fallopia der Krankheit beigelegte Name der Venerie, welcher am besten zeigt, dass er zu einer Zeit erfunden wurde, wo man ruhiger und klarer über die Sache nachdachte, auch den Tripper mit in das Gebiet der betreffenden Leiden zog, ja wo die Krankheit sich selbst schon so weit gemildert hatte, d ss bereits die Idee von einem allmäligen Wiedererlöschen derselben aufkam.

Ich möchte hier noch bemerken, dass in den Zeitumständen mir ein

Hauptmoment für die grössere Verbreitung der Syphilis zu liegen scheint und deshalb auf die Sittengeschichte jener Zeit ausführlich Rücksicht genommen werden müsste, weil ich glaube, dass man den jeweiligen Stand solcher Uebel am besten nach dem Grade der jeweiligen Moralität bemessen kann. Im weiteren Verfolge dieser Culturmomente erinnere ich daran, wie der Ort, wo die christliche Welt die Wohnung der Heiligkeit und den Spiegel der Sittlichkeit zu finden wähnte, lange Zeit nachher noch sich in einem ähnlichen Schlamm von Verworfenheit und Ausschweifungen ersäufte, wie wir das seiner Zeit von Tiberius und dem kaiserlichen Rom gesehn. Pabst Alexander VI., welcher selbst in seinem Palaste Turniere für die Venusritter anstellte und Preise für den Tapfersten aussetzte, Gelage für die grossen Prälaten seines Reichs anrichtete, bei denen man mit den sogenannten heiligen Jungfrauen den gröbsten Unfug trieb, war, wie seine Söhne, die Gebrüder Borgia, ein Vertrauter der galanten Krankheit geworden. Von dem Leben an dem Hofe dieses verworfenen Roués sagt der gewiss nicht übertreibende Raumer: Grausamkeit und Wollust, Furcht und Tollkühnheit, Unglaube und Aberglaube gingen wie so oft Hand in Hand, und das Gefühl der Berichterstatter ist nicht selten dergestalt abgestumpft, dass sie das Anstössigste und Nichtswürdigste mit so unbefangener Ruhe erzählen, als sei es das Natürlichste und Gewöhnlichste. Wer jemals eine Schilderung der Orgien gelesen, die an diesem Hofe gefeiert wurden, kann aus dem unzüchtigen und blutschänderischen Treiben die Aehnlichkeit nicht verkennen, die des Pabstes Tochter mit einer Messalina hatte. Burchardt, ein Strassburger capellae clericus und ceremoniarum magister, welcher die Biographie Alexanders abgefasst, sagt, er hatte quinquaginta meretrices honestae, cortegianae nuncupatae, später auch urbanae. An eine Sittenpolizei war wohl unter solchen Umständen nicht zu denken. Derselbe Schriftsteller erzählt, dass 6 Oelhändler Prügelstrafe erlitten, weil sie Syphilitischen ihre Gefässe zum Bade mitgegeben und dasselbe Oel, wovon jene gebraucht, den Anderen für rein verkauft hätten.

So ungefähr sah es in Rom aus, als die Franzosen in Italien einrückten. Es geschah fast ohne Schwertstreich, ihr Marsch glich mehr einer Promenade, als dem lebens- und liebeslustig, in einem zum Liebesgenuss einladenden Lande; an ihrer Spitze ein junger König, ein lockrer Gesell, der in seinem Portefeuille alle die Frauenzimmer, mit denen er Liaisons angeknüpft, mit höchst eigner Hand nach der Natur abkonterfeite, und der aller Wahrscheinlichkeit nach nicht ein, sondern 6 oder 7 Mal angesteckt gewesen ist, ohne jemals ordentlich knirrt zu werden. Seine Söldner verübten viehische Wollüste, von denen sich selbst die Frauen nicht erwehren konnten oder wollten. Wie diese Soldaten zugerichtet gewesen sind. davon giebt der Feldwundarzt Alex. Benedict ein schlagendes Beispiel: Mirum est, quod in castris vidimus ad forum in Parmensi agro in pugna adversus Gallos. Nuda erant cadavera passim per ripas fluminis jacentia, quornm inguina mire supra modum magnitudinis intenta erant.

Ende des 15ten Jahrhunderts bildete Italien den Zufluchts- und nächsten Vereinigungspunkt der Flüchtlinge mehrerer Länder; aus Griechenland waren nach dem Untergang des lateinischen Kaiserthums nicht allein Gelehrte, sondern auch eine Menge andern Volks herübergekommen, und es fand eine ununterbrochene rege Communication mit den griechischen Inseln des Archipels statt. Im Jahre 1492 u. 93 kamen die aus Spanien vertriebenen Marannen nach Rom, wo sie jedoch viel von den Intriguen des spanischen Gesandten zu leiden hatten, der christlicher als der Pabst ihre Aufnahme zu verhindern suchte. 1494 rückte Carl VIII. ein, und nach seinem Abzuge landeten Spanier in Calabrien, um Neapel wieder zu erobern. Die Marannen, die Franzosen und die Spanier sind, die einen von diesem, die andern von jenem Schriftsteller als die Urheber der Syphilis bezeichnet worden. Wie viel oder wie wenig auch eine jede dieser Nationalitäten zur Verbreitung beigetragen hat, soviel ist uns aus dem historischen Verlauf der Dinge klar geworden, dass keine von ihnen das

Contagium ausschliesslich in sich entwickelt und mitgebracht und den unschuldigen Italienern eingeimpft hat. Man muss es den Schriftstellern, die gewöhnlich nur nach einseitigen Zeugnissen geurtheilt und keine vergleichende Kritik der gar nicht so spärlichen Nachrichten angestellt haben, als einen Leichtsinn und eine Unwissenheit anrechnen, wenn nicht manchmal noch andre Motive mit hinzugekommen sind, dass sie je nach den ihnen vorliegenden Quellen, oder einer dem Andern nachbetend, oder gradezu blos erfindend, Beschuldigungen in die Welt geschickt haben, über deren Schwere sie sich selber keine Rechenschaft abgelegt hatten. Es ist leicht, wenn einmal die Sachlage aus ihrem graden Verhältniss herausgerückt worden, sich in eine falsche vorgefasste Meinung hineinzuarbeiten; man beutet dann Alles nur nach einer bestimmten Richtung und soweit man es eben braucht und nicht in seinem ganzen Umfange aus, und wir werden mehrmals Gelegenheit haben, Schriftsteller in einer Beweistendenz zu ertappen, bei der sie nicht nur das Material sich selber beschränkt, sondern auch wirklich nach Belieben zugestutzt haben. Eine ungeheure Masse von Streitliteratur ist in der Syphilis aufgehäuft worden, weil man, um einen Gegenstand klar zu sehn, oft erst einen Berg von Irrthümern einreissen musste, den Frühere darum aufgeführt, und eine richtige Einsicht in den Entwicklungsgang der Syphilis wird sich überhaupt erst dann vollständig gewinnen lassen, wenn die Geschichtsmonumente aus jener Zeit ordentlich kontrolirt, gelichtet und amendirt sein werden.

Da von glaubwürdigen Schriftstellern (Hensler) erwiesen worden ist, dass, als die Franzosen nach Italien kamen, sie die Syphilis bereits vorfinden konnten, so fällt damit auch der von Gruner und Sprengel den Marannen gemachte Vorwurf, die Syphilis hervorgebracht oder verbreitet zu haben. Die Geschichte dieses unglücklichen Volks will ich laut Sprengel selber erzählen. Die Inquisition trachtete bereits in den 30er Jahren des 15ten Jahrhunderts danach, die Marannen oder die heimlichen Juden in Spanien zu vertilgen. 1483 schworen 170,000 Juden scheinbar ihren Glauben ab, 2000 Standhafte wurden dabei verbrannt, noch mehr des Landes verwiesen. Los de la gracia nannte man die Neubekehrten, aber so nichtswürdig benahm sich gegen sie der fanatische Katholicismus Spaniens, dass allein in Sevilla's Gebiet 200,000 ihr Leben verloren. Sie waren gradezu vogelfrei; plündern, rauben, morden durfte man sie ungestraft; was sie in den Augen der Christen galten, sagt schon der Name Maranos, Schweine. Hier und da machte sich die verhaltene Wuth der unglücklichen Verfolgten Luft, wie zu Sevilla, wo ein Aufstand gegen das Inquisitionstribunal ausbrach, der dem betheiligten Prälaten das Leben kostete, aber um so grössere und schrecklichere Rache war die Folge davon. Kerker, Mord und Verbannung war das Loos der Ketzer. Viele flüchteten nach Italien und fanden dort eine gastliche Aufnahme. Denn was man auch von Pabst Alexanders Libertinage denken mag, als Staatsmann besass er Verstand genug, den Glaubenshass nicht zum Prinzip zu erheben, und keine confessionelle Rücksicht hielt ihn ab, Andersdenkende mit einem Amte zu betrauen. Indess vollführte der Grossinquisitor Torquemada in Spanien, Beichtvater der Königin Isabella und Dominicanermönch, jene fluchwürdige Maassregel, welche das Land von einer Million fleissiger Unterthanen entblösste, eine Massregel, eingegeben nicht blos von Glaubenseifer für die katholische Sache, sondern noch weit mehr von Eigennutz, Habgier und Rachsucht. Vergebens wird man heut mit dem Deckmantel politischer Einheit eine That zu beschönigen suchen, bei der es notorisch auf schnöden Gewinn abgesehen war. Pfäffischer Tücke und Unduldsamkeit war kein Mittel zu schlecht, wo es sich um den Zweck ihrer Machtvergrösserung handelte. So erfand man in Spanien die Fabel vom westindischen Ursprung der Lustseuche, um eine Entschuldigung für die grausame Behandlung der unglücklichen Eingeborenen zu haben; so verfolgte der spanische Gesandte die Marannen noch in Rom. Cordova rottete sie dann auch aus Neapel aus und suchte ihnen noch überdies den Makel der

Sittenlosigkeit aufzubürden. Man warf ihnen vor, Pest und Syphilis nach Italien gebracht zu haben, Schuld an einer Seuche zu sein, die in Neapel 20,000 Menschen wegraffte, mit Aussatz und bösartigen Krankheiten behaftet zu sein. Dass viele der wie verrathen und verkauft Umherirrenden vor Noth, Elend und Ungemach umkamen, wer wollte das läugnen; aber wenn schon die Billigkeit erfordert, Beschuldigungen nicht leichthin zu glauben, die aus einer Zeit des krassesten Aberglaubens, des bösesten Fauatismus, der wildesten Leidenschaften herrühren, so hat der Geschichtsschreiber noch ganz besonders die Pflicht, gekränkter Unschuld sich anzunehmen und die Lüge aus seiner Erzählung zu verbannen. Damals ward so manche Fabel, so mancher Irrthum von einem dem andern nacherzählt, ohne dass man sich viel darum kümmerte, genauer dem Ursprung solcher Berichte nachzuforschen. Es ist nicht mehr als Gedankenlosigkeit, wenn Fulgosi schreibt: zwei Jahre, bevor Karl nach Italien kam, ward eine neue Krankheit entdeckt, wofür die Aerzte weder Mittel noch Namen aus dem Alterthum wussten; in Frankreich nannte man sie die neapolitanische, in Italien die französische. Diese Pest, wofür man sie hielt, ist zuerst aus Spanien nach Italien gebracht worden und zu den Spaniern aus Aethyopien. Dies hat der gute Mann offenbar ius Blaue hineingeredet. Historiker, die auf solche Aeusserungen sich stützen, können natürlich nicht aus der Verwirrung herauskommen, denn wo Namen, Länder, Völker und Begriffe so in einander geworfen werden, ist ja gar kein Anhalt für ein Urtheil da. Leider gilt dieser Vorwurf für viele Aerzte der damaligen Zeit; man nannte jede bösartige Krankheit Pestilenz und bei der Schwierigkeit, ätiologische und nosologische Momente auseinanderzuhalten, wissen wir in der That manchmal heute nicht, was sie eigentlich gemeint; ist es doch Hensler selber passirt, dass er, von den Italienern verführt, Pest und Syphilis nicht mehr zu trennen vermochte. Es ist möglich, ja wahrscheinlich, dass 1494 in Rom eine Pest oder ein Typhus mit Bubonen grassirt haben mag; aber Syphilis kann das nicht gewesen sein, was eine grosse Sterblichkeit herbeigeführt hatte, und die feierliche Begehung des Todestages Innocenz VIII. und des Wahltags Alexanders VI. verhinderte, und ein Diariumschreiber von Rom, Infessura, welcher erzählt, dass die Marannen 1493 im Freien kampiren mussten, aber heimlich in die Stadt gekommen seien, setzt hinzu, wie man glaubt, ist dadurch die Pest in die Stadt eingedrungen, und es sind Viele an der Pest und an der Ansteckung gedachter Marannen gestorben, womit die ganze Stadt angefüllt war. Abgesehn davon, dass aus diesen, auch von Hensler angezogenen Worten doch Niemand erfährt, womit die Stadt angefüllt war, mit Pest, mit Ansteckung oder mit Marannen, so ist von Syphilis ja gar nicht einmal die Rede, sondern nur von Pest und von Ansteckungen, die man bei der Pest doch eben nur auf die Pest beziehen kann. Und allerdings mag es die Pest gewesen sein, da der Pabst an den König von Frankreich schreibt, er möge nicht nach Rom kommen, weil da eine grosse Pest sei, und in einem an den Cardinal von Siena gerichteten Schreiben sagt, dass in Rom die Pest noch nicht ganz erloschen, möglicher Weise durch den Einmarsch der Franzosen weiter verbreitet werden könnte. Wenn nun Jemand behauptet, diese Pest sei nicht die gewöhnliche Pest, sondern Syphilis gewesen, so muss er das beweisen, nicht aber wie Hensler damit, dass man die Syphilis auch Pest genannt hat und dass viele Leute au der Syphilis gelitten, einige daran gestorben sind. Man könnte Hensler höchstens zugeben, dass zu jener Zeit in Rom die Pest und die Syphilis geherrscht, und dass jeder Zuwachs an Population, sei es durch die Marannen, sei es durch die Franzosen, zur Vermehrung beider Krankheiten beigetragen haben würde, und dass man, wie dies auch anderwärts geschehen, Pest- und syphilitische Bubonen verwechselt hat. Wollte man selbst die Syphilis mit den Schriftstellern jener Zeit der epidemischen Ausbreitung einer Pest gleichsetzen, und gewissermassen hatten die Recht, die sie eine lues pestilentia pestilentior nannten, insofern sie damit das Schleichende und schwer Besiegbare andeuteten, was zusammen die Krankheit für das Individuum furchtbarer macht, als jede andere, so ist doch andrerseits nach dem Zeugniss derselben Aerzte die Krankheit mit einem so geringen Grad von Sterblichkeit verlaufen, dass man sie in dieser Beziehung mit der wahren Pest nicht vergleichen kann, so dass sie wohl der Gegenstand des Abscheus und der Furcht, aber nicht des Schreckens werden konnte. Auch war die Krankheit damals schon als eine langwierig verlaufende bekannt, so dass also eine solche Pest wohl Niemanden abgehalten hätte, nach Rom zu kommen. Und wenn die Schriftsteller auch von epidemischer Ausbreitung reden, und wir diesen Ausdruck einmal vorläufig auf die Krankenzahl beziehen wollen, so hat doch kein einziger gesagt, wie viele daran gelitten und konnte es auch füglich nicht wissen, während man dies in der Pest sehr leicht erfährt, so dass wir also keinen Massstab dafür haben, was man damals in der Syphilis viel im Vergleich zur Pest nannte. Vernünftige Leute drückten sich viel vorsichtiger aus und das waren nicht immer die Aerzte; so sagt ein gewisser Capreolus, der die Syphilis nicht mit dem gemeinen Ausdruck Pest, sondern mit dem viel bezeichnenderen monstrosa pernicies nennt: Wir haben gehört, dass diese Ansteckung morbus gallicus genannt, den ganzen Erdkreis befangen habe, und Leonicenus, Prof. in Ferrara: mit einem Volksnamen nennt man das Uebel, dem die Aerzte einen wahren Namen noch nicht gegeben haben, die französische, als ob die Ansteckung desselben von den Franzosen nach Italien eingebracht worden wäre, oder weil Italien zur selben Zeit von diesem Uebel und den Franzosen angegriffen worden. Und an einem andern Orte: das ist gewiss in dem Jahre, da die Lustseuche sich zu äussern anfing, war eine grosse Wasserfluth durch ganz Italien. Rom, das zuerst das Uebel empfand, ist Zeuge davon.

Um also auf die Marannen zurückzukommen, so ist es sehr wahrscheinlich, dass sie bei der nassen Witterung in der ungesunden Gegend von Rom gleichzeitig mit den dasigen Bewohnern erkrankt sind, aber an einer Krankheit, die eher alles andere, denn Syphilis war. Sprengel, welcher sich in seiner freilich nur mit Bedenken geäusserten Vermuthung, dass die Marannen Syphilis mitgebracht haben, wohl zumeist nach Gruner gerichtet hat, der diese Beschuldigung mit grosser Bestimmtheit in die Welt schleuderte, stützt sich wie dieser auf die Aussagen derjenigen Schriftsteller, welche die Marannen für ausschweifende und wollüstige Menschen erklärt haben. Aber schon Gruner erfuhr wegen seiner Morbi gallici origines marannicae, Jena 1793, eine Widerlegung damals im Gothaer Journal in 2 Aufsätzen, nämlich: Sind die Marannen die wahren Stammväter der Lustseuche v. 1493? angeblich aus der Feder Heckers. Gruner blieb bei seiner Meinung, die er in 3 seinem Almanach einverleibten Abhandlungen vertheidigte. 1. Die Marannen sind die wahren Stammväter der Lustseuche. 2. Geschichte der Marannen und der Eroberung von Granada. 3. Die Marannen dürften doch wohl die Stammväter der Lustseuche sein. Was die den Marannen vorgeworfene (Lustseuche) Wollust betrifft, so hat ein jüdischer Arzt S. J. Baer Beiträge zur Geschichte der Syphilis in Okens Jrn., und mit Recht entgegengehalten, dass Märtyrer ihres Glaubens schwerlich lüderliche Subjekte sein können, sich auch darauf berufen, dass Juden schon aus religiösem Grundsatz, namentlich zu jener Zeit, sich nicht mit Weibern andern Glaubens in fleischlichen Umgang einliessen, endlich den Isaak Abarbanell citirt, der im 15. Jahrhundert lebte und ausdrücklich sagte, dass die Krankheit Zarfosim d. h. Franzosen, blos unter den Gojim, nicht unter den Israeliten vorkommt. Der ganze Streit würde gar nicht Berücksichtigung verdienen, wenn es nicht manchmal darauf ankäme, Dinge noch einmal zu beweisen, die schon oft genug bewiesen worden sind, und Leute zu widerlegen, die man für Autoritäten zu halten gewohnt ist.

Die Spanier der damaligen Zeit wissen nichts davon, dass die Marannen syphilitisch gewesen sind; vielmehr leiten ihre Schriftsteller den Ursprung dieser Krankheit zum Theil von Amerika, anderntheils von Italien ab, die Italiener datiren ihrerseits die Krankheit seit der Anwesenheit der Franzosen und nennen sie deshalb morbus gallicus, aber weder ein italienischer, noch ein spanischer Autor erwähnt die Marannen als Urheber der Syphilis; der ganze Beweis, den die neueren deutschen Geschichtsschreiber, die es doch viel weniger wissen können, für die von ihnen aufgebrachte Beschuldigung liefern können, beruht darauf, dass zur Zeit, in der die Marannen vor Rom campirten und kurz bevor die Franzosen nach Italien kamen, eine Pest in Rom war. Wie schon gesagt, die Maraunen mögen damals Kranke gehabt haben; wären diese aber syphilitisch gewesen, so hätten sie, abgesehen von andern Behinderungs-Momenten, um so weniger andre infiziren können, als sie militairisch controllirt und abgesperrt waren, und der spanische Gesandte, der ja die Unglücklichen noch in der Fremde verfolgte, würde sich gewiss nicht genirt haben, diese Leute öffentlich als venerisch zu brandmarken, da sich seine Landsleute eben so wenig ein Gewissen daraus gemacht, die Indianer anzuklagen, die doch von ihnen angesteckt worden sind. Wollte man gar noch behaupten, die Marannen hätten die Krankheit epidemisch gemacht, so würde man diese epidemische Verbreitung im Sinne der damals stark affizirten Geistlichkeit auffassen müssen, welche bekanntlich von astrologischen Einflüssen, also vom Monde angesteckt sein wollte. Der gründliche Gruner, der 30 Jahre gebraucht, um von dem Glauben an den amerikanischen Ursprung zurückzukommen, würde vielleicht auch in Betreff der Marannen sich eines andern besonnen haben, wenn er länger gelebt und weiter studirt hätte, bei Sprengel aber findet man es deutlich genug ausgesprochen, dass er selbst nicht an die Wahrheit der Beschuldigung glaubt.

Die Syphilis war in Spanien, in Frankreich, in Italien schon da, ehe noch an Amerika, an die Marannen und an die Eroberung Neapels gedacht wurde. Ihre eigenthümliche Modifikation, wie man noch heut ihr damaliges Erscheinen fälschlich auffasst, dass sie nämlich vorzugsweise und häufig mit Pusteln aufgetreten, was aber eben nichts Ungewöhnliches und Besonderes ist, und die Syphilis der Natur der Sache nach von dieser formellen Seite der Lepra näher bringt, ist, wie schon oben gesagt, Grund der grösseren ärztlichen Aufmerksamkeit gewesen, um so mehr, als diese exanthematischen Erscheinungen mit einer fast plötzlichen Geschwindigkeit auftraten, zu einer unglücklichen Zeit, wo überhaupt viel Excesse in venere die Seuche verbreiten halfen, andre gleichzeitige Krankheiten grassirten, die von den damaligen Schriftstellern mit sehr ungenauen Bezeichnungen referirt werden, und darum die Erkenntniss durch die Confusion der Namen erschweren. Nach ziemlich übereinstimmenden Berichten scheint die Seuche am ärgsten in Rom gehaust zu haben, d. h. in der volkreichsten, von Fremden besuchtesten, die meisten Müssigänger enthaltenden, überhaupt der unsittlichsten Stadt Italiens. Simon in seiner declaratio defensiva bemerkt, dass die Maranuen von der Pest befallen wurden, und dass es eben die Pest gewesen, die sie nach dem Zeugniss des Infessura nach Rom gebracht, so wie sie auch dieselbe Krankheit nach Neapel eingeschleppt haben, wo 20,000 Menschen ihr zum Opfer fielen. Gruners Ansicht lautete: Erant origines Marannicae morbi gallici, Maranni ex familia leprosorum oriundi, erant valde libidinosi, poterat ergo facile hoc miasma epidemica peste ita commutari, ut contagione ac caede multa celebraretur. Non opus erat endemia lue, satis erat, eos habuisse novi morbi fomitem, quem febris in Italia epidemica resuscitari ac in novam speciem refingere poterat. De natura ejus viderint alii. Der zur Unterstützung dieser Ansicht von Sprengel citirte Historiker Paul Jovius hat so etwas mit Bestimmtheit nicht geäussert: Ideo gravior Gallorum adventus omnibus est visus, quoniam post turbatam quietem, etiam inauditum prioribus seculis morbum nobis importavit ei hercle persimilem, qui Tiberio imperante sub Mentagrae nomine vehementer Romae grassatus est. Is veluti occultiore visiderum coelo demissus dira ac admirabili contagione sexum omnem ac aetatem invadebat. Fuere qui crederent id malum ab novo orbe ad occidentem reperto initium duxisse; et ab Judaeis sub id tempus tota Hispania pulsis in Italiam caeterasque regiones vario eorum errore delatum sub id tempus, quo Carolus passim victor Italiam percurrit. Sed ubi et quando coeperit, diligentiores vestigabunt et verius nomen imponent. Consensu certe multarum gentium Gallici cognomen tulit, ita, ut ea natio inquieta et vehemens, quae infestis armis felicitati Italiae saepius invidit et hoc quoque pestilenti vuluere inflicto sempiternum uobis odii sui memoriam reliquisse videatur. Von den 2 andern von Sprengel citirten Zeugen, Leo Africanus und Fulgosi, hat offenbar der letztere nach dem Hörensagen geurtheilt, erwähnt dabei aber gar nicht der Maraunen. Leo Africanus in Africae descriptione c. 1. sagt gerade das Gegentheil, dass nämlich man in Afrika von der Syphilis mit Hülfe des Climas genesen kann, die Krankheit selbst aber morbus gallicus uennt.

So ist es also nichts als grundlose Beschuldigung, wenn man die unglücklichen aus ihrem Vaterlande vertriebenen Juden für die Verbreitung der Syphilis verantwortlich machen will. Möglich, dass sie auf der Seefahrt in engen und überfüllten Schiffen sich die Keime einer Krankheit zugezogen haben, die dann auf dem Lande, wo sie ebenfalls nur Entbehrung und Verfolgung traf, sich mit furchtbarer Schnelligkeit wie ein Hungertyphus verbreitete, und die Orte ansteckte, wo sie hinkamen; möglich sogar, dass die Krankheit von so putridem Charakter war, dass sie die Menschen mit Geschwüren behaftete, aber Syphilis ist es nicht gewesen. Lange Zeit haben sich die Unglücklichen auf der See herumgetrieben, in Genua erlaubte man ihnen nicht mehr als einige Tage Aufenthalt, um ihre Schiffe auszubessern, von Hunger und Krankheit entkräftet, starben sie massenweise dahin; was Wunder, dass dieser Hungertyphus sich auch in vielen italienischen Städten ausbreitete, so in Rom und Neapel, wohin die Vertriebenen sich flüchteten; die furchtbaren Verheerungen, die diese pestartige Krankheit, die obendrein noch mit Syphilis verwechselt wurde, anrichtete, waren die gerechte Strafe der im scheusslichsten Fanatismus und in der thierischsten Wollust verkommenen Zeit. Man muss bei Prescott die niederträchtigen Verfolgungen lesen, welche christliche Bigotterie über die Unglücklichen gebracht, und welche den edlen Amerikaner zu dem Geständniss zwingen, dass die Geduld und Ausdauer, womit die Verfolgten ihrem Glauben in den grässlichsten Qualen treu blieben, einen andern Namen verdient als den der Treulosigkeit uud Hartnäckigkeit, die ihnen katholische Schriftsteller wie der Cura de los Palacios vorwerfen. Die Juden waren der gebildetste Theil der spanischen Nation, aber den rohen Fäusten nicht gewachsen, welche die Glaubenswuth gegen sie bewaffnete. Spanien hat nie schönere Tage gesehen, als da es diese fleissigen und betriebsamen Söhne hatte, und die furchtbaren Leiden, womit der Bürgerkrieg heut noch das Land zerreisst, sind sicherlich mit die Folge der unpolitischen und grausamen Massregeln, mit welchen man damals, um eine Glaubenseinheit herzustellen, das Land verödet und in das finstere Mittelalter zurückgeworfen hat. Massregeln, die aber noch heut von spanischen Schriftstellern als Triumphe der wahren Religion gefeiert werden. Spanien war, wie Prescott sagt, nicht das Adoptivvaterland der Juden, nein sie hatten es ererbt, aller Glanz und Ruhm des Landes ist mit ihnen auf das innigste verwachsen nud sie haben eben so alte Ansprüche darauf, wie irgend ein Hidalgo, der seinen Stammbaum bis auf die Gothen zurückführt.

Indem ich es als bekannt voraussetze, dass Nachrichten über das Vorhandensein örtlicher Lustübel und selbst schwererer allgemeiner Affektionen aus derselben Quelle schon vor dem Jahre 1494, wo die epidemische Ausbreitung begonnen haben soll, existiren, und einfach deshalb auf die betreffenden Schriftsteller verweise, die solche Nachrichten gesämmelt haben, wie namentlich auch Littré, der bei einem französischen Chirurgen des 13ten Jahrhunderts die wichtige Entdeckung machte, dass derselbe nicht nur die Geschwüre am penis kennt, die von Ansteckung bei einem Frauenzimmer entstehn, sondern auch ausdrücklich von dem infizirten Gliede sagt et aliquando alterat totum corpus, was doch so viel als sekundäre lues bedeutet, will ich in den noch folgenden Zeilen mich speziell mit der Fabel vom amerikanischen Ursprung der Syphilis beschäftigen, weil sie, wie man sieht, neuerdings wieder aufgefrischt und selbst von bedeutenden Syphilidologen, wie einem Auzias-Turenne, verfochten wird. Dass dergleichen irrthümliche Behauptungen, trotzdem dass sie schon mehrmals von gründlichen Forschern widerlegt worden sind, immer wieder auftauchen, kann nur an einer mangelhaften Geschichtskenntniss liegen. Handschuch, der 1831 ein Buch über die Syphilis geschrieben, kam zu dem Schluss, dass es eiue unnütze Plage sei, bestimmen zu wollen, wo die Lustseuche zuerst angefaugen hat, sie habe an verschiedenen Orten und zu verschiedenen Zeiten Wurzel gefasst, bis sie allgemein worden. Eben so ist Huber, der 1825 über die Geschichte und Behandlung der Lustseuche schrieb, gegen den amerikauischen Ursprung, und beide stützen sich darauf, dass keine geschichtliche Aufzeichnung darüber existirt, dass Columbus bei seiner ersten Anwesenheit in Hayti dort die Krankheit beobachtet habe. Auch Renzi, der Geschichtschreiber der italienischen Medizin, der alle italienischen Quellen durchgemustert hat, ebenso Thiene in seinen lettere sulla storia de mali venerei, Venez. 1823, läugnen deu amerikanischen Ursprung, und der erstere meint, die Krankheit sei schon früher in Italien da gewesen, sei aber am Ausgang des 15ten Jahrhunderts gemein geworden.

Etwa anderthalb Jahrhunderte nach den Verwüstungen, welche die Syphilis in einem ganz ungewöhnlichen und in der That bis dahin unbekannten Grade in fast ganz Europa angerichtet hatte, schrieb Astruc sein berühmtes Werk, nämlich eine vollständige Abhandlung über die venerischen Krankheiten, deren vorzüglichster Werth namentlich in der zum ersten Mal so ausführlich gegebenen Schilderung und Zusammenstellung aller historischen Daten und bezüglichen Schriftsteller besteht. Weniger jedoch der Umstand, d iss Astruc, gestützt auf das Zeugniss der um die Blüthenzeit der Syphilis lebenden Autoritäten, die Krankheit ganz von aller Vergangeuheit ablöst, und alle Analogie mit früheren Affektionen abläugnet, giebt seinen Worteu eiu Gewicht, als vielmehr die bestimmte Hindeutung auf die Quelle, aus welcher sich plötzlich das Uebel nach Europa ergossen haben soll. Diese mit aller Präcision ausgesprochene Hinweisung auf einen selbst von den nächsten Augenzeugen der Seuche nicht vermutheten Ursprung bildete sich beinahe zu einem Dogma aus, an dessen unumstösslicher Gewissheit die grössten medizinischen Heroen, wie Boerhave, Haller und van Swieten durch ihre Anerkennung einen Zweifel nur schwer aufkommen liessen. Dennoch sind die Gründe, mit denen Astruc seiue Meinung ausstattete, schwach und beruhen mehr auf Vermuthungen als auf Thatsachen, so dass es nur eines geringen Anstosses historischer Kritik bedurfte, um das ganze Gebäude der von Astruc und seinen Nachbetern aneinandergereihten Hypothesen über den Haufen zu werfen.

Nachdem Astruc die zum Theil schon uns bekannten Namen angeführt, welche die Syphilis überhaupt für eine neue Krankheit ausgaben, geht er zu der Behauptung über, dass sie mit den ersten amerikanischen Seefahrern aus dem neu entdeckten Welttheil nach Europa gebracht worden sei. Hierfür citirt er die Aerzte Brassavolus, Fallopia u. A., die aber alle keinen unbedingten Glauben beanspruchen können, da sie selber nur vom Hörensagen urtheilten. Wichtiger sind die Zeugnisse gewisser Geschichtschreiber, welche über die Entdeckung Amerikas uns Nachrichten hiuterlasseu haben, des Guicciardini, de Tertre u. A., welche eine von Alters her endemische krätzartige und der Syphilis ähnliche Hautaffektion auf den westindischeu Inseln als die Mutter der Lustseuche annehmen. So schreibt Montan: A Christi uativitate a. 1492 quidam Columbus miles una cum multis Hispania accessit in Indias uovas, quas Calicut appellant, qui quidem morbus, quia ibi familiarissimus est, quem ad modum scabies apud nos, accidit nunc, ut multi ex illis Hispanis, dum ibi morarentur, affecti sint tali morbo, qui deiude ad suas regiones et ad nos revertentes multos ex nostris infecere. Namentlich fällt das Zeugniss zweier Männer, des Oviedo und des Diaz de Isla ins Gewicht, die der genannten Epoche, nämlich den grossen Verheerungeu der Syphilis und der Entdeckung von Amerika am nächsten stehen und die allerdings ausdrücklich bekunden, dass die Mannschaft des Columbus die Seuche auf ihrem Heimweg mitgebracht.

Aber schon Sanchez, ein spanischer Arzt, der in der Mitte des vorigen Jahrhunderts lebte, erhob nicht unerhebliche Bedenken gegen die Richtigkeit der geschichtlichen Data, auf denen das Urtheil obiger Männer ruht, und obwohl Girtanner später sich alle mögliche Mühe gab, diese Zweifel zu beseitigen, so ist doch dem Scharfsinn des gelehrten Hensler es vollständig gelungen die Unglaubwürdigkeit und innere Unwahrscheinlichkeit jener Angaben einschliesslich der Girtanner'schen aus historischen Quellen darzuthun. Die ganze Streitfrage hier noch einmal zu verhandeln, wäre eine müssige Zeitverschwendung; ich beschränke mich auf die Resultate der Hensler'schen Forschung. Selbst zugegeben, dass venerische Leute sich unter der rückkehrenden Mannschaft des Columbus befanden, so kann von ihnen aus eine Ansteckung erst sich verbreitet haben, als notorisch bereits die sogenannte Epidemie in Italien grassirte, aber es ist keineswegs erwiesen, dass die Leute des Columbus gleich bei ihrer ersten Fahrt solche Uebel mitgebracht, am allerwenigsten reimt es sich zusammen, dass Columbus, der ohne Schiffsvolk, nur von ein Paar (6) Indianern begleitet, an den spanischen Hof nach Barcelona kam, um sich dort dem Könige vorzustellen, plötzlich die ganze Stadt angesteckt, und eine furchtbare Seuche erzeugt haben soll, um derentwillen man kirchliche Bittgänge anstellen musste. Ganz abgesehen davon, dass man in diesem Falle Columbus selber zu einem infizirten und ausschweifenden Subjekte stempeln müsste, so sind die Aussagen des Oviedo und des Diaz de Isla höchst verdächtig. Der erste war, als die in Rede stehenden Ereignisse sich zugetragen haben sollen, ein blutjunger Mensch, schrieb erst in späterem Alter die Erinnerungen seiner Jugend nieder, zu einer Zeit, als er bereits in hohem Rang und Würden und in die spanische Politik eingeweiht, es nicht verschmähte, die Dinge sich nach eignem Gutbefinden zurechtzulegen, wovon sein Styl und die Widersprüche in seinen Erzählungen nur zu sprechende Beweise sind. Zugegeben selbst, dass Diaz de Isla aus einer noch nahen Erinnerung die Ereignisse des Jahres 1493 beschrieben. — Montejo nimmt sogar an, dass der Entwurf zu seinem Buche schon von 1506 datirt, — zugegeben selbst, dass er einige von der Mannschaft des Columbus behandelt hat, einen Beweis, dass die Leute die Krankheit aus Amerika mitgebracht, hat er nicht geliefert, und ich habe überhaupt den Verdacht, dass er sich auch die Sache hinterdrein zurechtgelegt hat.

Die übrigen Berichterstatter und Geschichtschreiber wie Herrera u. A. datiren aus einer viel späteren Zeit, so dass ihre Wissenschaft von den fraglichen Vorfällen nicht auf Autopsie, sondern auf Ueberlieferungen beruht, während ehrbare und einsichtsvolle Personen, die theils in Spanien lebten und die Ereignisse auf dieser Halbinsel in der gedachten Zeit verzeichneten, ebensowenig von einer heimgebrachten Syphilis erzählen, als die ältesten geschichtlichen Dokumente der Eroberung von Amerika, welche von den Führern der Expeditionen abgefasst wurden, einer in Amerika einheimischen Syphilis gedenken. Das Gedicht des Villalobos, das im J. 1498 herausgekommen ist, dem angeblichen Ausbruch der Syphilis in Spanien am nächsten steht, enthält auffallender Weise auch nicht ein Wort von einer amerikanischen Herkunft, trotzdem dass der Verfasser sämmtliche gangbare Meinungen über den Ursprung des Uebels durchnimmt. Es muss also schlechterdings Niemand damals an eine solche Möglichkeit gedacht haben, und in gelehrten Kreisen — Salamanca, wo Villalobos gebildet worden war, war die berühmteste Universität — schloss man sich einfach an die Avicenna'schen Erklärungen an, betrachtete also die Krankheit nicht ganz ausser dem Zusammenhang mit den früheren Krankheitsformen. Dass Villalobos nicht ganz mit diesen Erklärungen übereinstimmt, nicht schlechthin Saphati in der Krankheit erkennen will, sondern ihr den Namen ägyptische Krätze beilegt, erklärt sich aus der pustulösen Form des Ausschlags und noch mehr wohl aus der ungemeinen Contagiosität, denn Aegypten ist das Vaterland aller bösartigen epidemischen Krankheiten, abgesehen davon, dass die Saphati ein trockner Ausschlag sind, während bei der Syphilis Geschwüre auf die Haut kamen. Wie schon Thiene bemerkt, ist weder in den Angaben des Columbus noch in denen seines Sohnes eine Andeutung von syphilitischer Behaftung der Eingeborenen Domingos enthalten, und die neuesten Forschungen des spanischen Geschichtsschreibers Navarrete bestätigen vollkommen diese Aeusserung aus den Originaldokumenten. Es muss demnach angenommen werden, dass die unter dem Namen las bubas augeblich aus Hispaniola nach Spanien eingeschleppte Krankheit, im Gegentheil entweder von den Spaniern nach Amerika gebracht, oder was natürlicher und einfacher ist, die horrenden Ausschweifungen der Spanier in der neuen Welt, die zur viehischen Rohheit herabgesunkene Wollust, ihnen dort Geschwüre, Ausschläge und ähnliche Leiden zuzog, die bei mangelhafter und schlechter Behandlung einem elenden Siechthum oder dem Tode zuführten, aber auch bei der fortwährenden Vermischung der Racen und Geschlechter auch unter den Indianern sich ausbreiteten. Nun ist es wahrscheinlich, dass die Indianer bei mässigerem Genusse im milderen Grade affizirt worden und mit ihren einheimischen, heilkräftigen Kräutern das Uebel wo nicht zu tilgen, doch auf einer mildern Stufe zu erhalten vermochten. Es ist ein Trugschluss, deshalb, weil der Guajac in Amerika wächst, Amerika zum Vaterland der Syphilis zu machen. Wenn er heut noch in Brasilien genügt, um venerische Uebel zu lindern, so beweist dies nur die relative Gutartigkeit und eigenthümliche mehr nach der Haut zu strebende und zu Ausscheidungen geneigte Form der Syphilis, wozu man noch das Klima selbst als Milderungsgrund annehmen kann. Aus andern Nachrichten, als denen, welche die spanische Interessenpolitik fabricirt, welche mit eben so viel pfäffischer Tücke, als diplomatischer Hinterlist das europäische Publikum mystificirte, und es sich angelegen sein liess, die eingeborne Bevölkerung Amerikas als eine verkommene und keiner Theilnahme würdige Race darzustellen, deren Ausbeutung und Ausrottung von der Vorsehung bestimmt sei, ich sage, aus andern Nachrichten geht hervor, dass die Indianer selbst manche ihrer Calamitäten dem sogenannten Franzosenübel zuschrieben, d. h. seinen Ursprung ans Europa datirten.

Der einzige Schein von Wahrheit, den die Vertheidiger der gerügten Ansicht, dass nämlich die Lustseuche aus Amerika gekommen, für sich benutzt haben, lag in der nicht abzuweisenden Möglichkeit, dass gewisse Hautausschläge, die den syphilitischen Exanthemen ähnlich sind, sich auch in der eingebornen Bevölkerung Südamerikas finden, der scheinbar plausibelste von den nichtssagenden Gründen, die neuerdings der berühmte Syphilidologe Auzias-Turenne für den amerikanischen Ursprung vorgebracht. Hieraus ist die Meinung entstanden, dass die Syphilis eine Complikation der noch heut sich vorfindenden Pians sei, eine Art Aussatz, deren Analogie auch man in andern heissen Climaten finden kann, die man dann ebenso gut zu Geburtsstätten der Syphilis stempeln könnte. Da der Beweis, dass die Entdecker Amerikas die Lustseuche nach Europa zurückgebracht, durchaus misslungen ist, vielmehr bei der Rückkehr dieser Expeditionen die syphilitischen Leiden in Italien, Frankreich, ja sogar Deutschland sehr verbreitet waren, so kommen wir bei Verfolgung jenes Zusammenhanges zwischen venerischen und aussätzigen Affektionen lediglich auf die schon oft ventilirte Frage zurück, ob, was wir heute Syphilis nennen, nicht schon in früheren, ja sehr alten Zeiten unter dem Begriffe des Aussatzes verstanden worden ist, eine Frage, welche mit Rücksicht auf das Alterthum sowohl und die aus Ostindien, Kleinasien, und den alten europäischen Cultursitzen fliessenden Nachrichten als auch in Bezug auf das Mittelalter entschieden bejaht werde n muss, obwohl beide Krankheiten keineswegs identisch sind. Geht man spezieller auf die historischen Berichte zurück, welche wir von früher her über die endemischen Hautkrankheiten der heisseren Gegenden Amerikas besitzen, so scheint es mir, dass sowohl die Bezeichnung als auch die Symptome auf furunkulöse Ausschläge oder karbunkulöse Krankheiten selbst typhöser Natur, hinzudeuten sind, eher als auf wirkliche Venerie. Beispiele solcher endemischen Affektionen besitzen wir auch iu Europa, sie kommen meist im Sommer vor. Der Malvat von Languedoc, die Puces von Burgund, selbst der Tara von Sibirien, gehören wohl in eine und dieselbe Krankheitsform, wie der Pian von Nerac im Meerbusen von Mexiko. Der Geschichtsschreiber Benzoni sagt, dass man in allen Häfen Westindiens wallnussgrosse, warzenartige Pusteln antreffen kann, die wenn sie reif sind, mit einem Faden abgebunden werden können; nullo doloris cruciatu afficiunt, foedae, sanguincae. Also wie unsre Blutschwäre, nur nicht so schmerzhaft, vielleicht deshalb auch aussatzartiger zu nennen. Agostin Zuratte erzählt in seiner Geschichte der Entdeckung Perus, dass das ganze Heer von einer solchen warzenartigen Krankheit, Enfermedad de Berrugas, behaftet gewesen sei; der Gouverneur überredete die Mannschaft, dass die Bodenbeschaffenheit daran Schuld sei. An einer anderen Stelle heisst es, dass diese Berrugas de peor calidad que las bubas seien; in einer holländischen Uebersetzung werden sie noch ärger wie die Pocken genannt, ein Franzose übersetzte sie verrues et furoncles. Es liegt kein nothwendiger Grund vor, eine solche Krankheit für Venerie zu halten, es kommen auch bei uns manchmal Furunkeln vor, die hartnäckig allen Erweichungsversuchen trotzen und endlich in Eiterung übergehen und lange Zeit entstellende Narben zurücklassen; diese Schwäre haben etwas mehr Warzenartiges, und es ist möglich, dass sie aus einer angeborenen oder erworbenen Dyskrasie der Säfte entspringen, bei der aber kein Grund vorliegt, die unmittelbare Betheiligung eines syphilitischen Giftes anzunehmen. Pedro de Cieca de Leon in seiner Chronik von Peru, Auvers 1554, erwähnt gleichfalls die berrugas bermejas del grandor de nueces y les nascen en la frente y en las narizes, y en otras partes; an einer andern Stelle nennt er die Buas als eine schmerzhafte und heftigere enfermedad, sowie die Sarsaparille als Heilmittel, das nicht blos die bubas, sondern auch la boca de mal odor bei längerem Fortgebrauche heilt. Nichts desto weniger ist die Verwechslung dieser bubas mit dem mal Francese nur eine Interpolation späterer Uebersetzer, sowie überhaupt mit den Namen dieser Hautausschläge viel Missbrauch und Confusion verübt worden ist. Eine italienische Uebersetzung nennt die Berrugas nebole oder nebolli. Der Caracarocol wird in der Geschichte, die Ferdinand Columbus von der Entdeckung Amerikas abfasste, la historia del Almirante Don Cristobal Colon por Don Hernando Colon, su hijo, una Enfermedad como Tigna genannt, que causa granasperida en el cuerpo; dergleichen Rauhigkeiten und Ausschläge sind aber noch weit davon entfernt, gradezu identisch mit Syphilis zu sein. Lopez de Gomara, spanischer Geistlicher und Caplan des Ferdinand Cortez schrieb eine Historia general de las Indias, unterscheidet die Berrugas und Bubas, erstere nennt er auch Pupas, sie sind nach seiner Angabe gleichfalls nussgross, blutreich, besetzen namentlich das Gesicht, aber auch andere Körpertheile, derselbe Schriftsteller sagt, dass die Einwohner von Hispaniola alle Bubosos gewesen, ihre Frauen die Spanier angesteckt, und diese wieder den Uebergang der Krankheit durch die spanische Expedition nach Italien vermittelt haben, indirekt, indem die heimgekehrten Spanier die Huren infizirt hätten, die mit dem spanischen Zuge nach Italien gingen. Diese Fabel habe ich schon oben widerlegt, sie kennzeichnet sich als blosses Gerede durch die von dem Autor hinzugefügte Bemerkung, dass wie das Uebel, auch das Heilmittel palo santo, Guajak aus Amerika gekommen sei. Handschuch erzählt eine ähnliche Geschichte von einer Hure in Valencia, die für 50 Dukaten einen Ritter befriedigt, dann noch 40 junge Leute angesteckt, die zum Theil mit Carl VIII. nach Italien gingen. Ich will aber, um dem Leser einen Begriff davon zu geben, wie vielerlei Hautausschläge in einem heissen Lande wie Amerika vorkommen können, ohne dass man dabei an Syphilis zu denken hat, und wie leicht also selbst Augenzeugen in einen Irrthum verfallen konnten; eine Schilderung hierhersetzen, die der Dr. Unanue, ein in Brasilien einheimischer Arzt, von dergleichen endemischen Leiden seines des im Anfange dieses Jahrhunderts abgefasst hat.

Berrugas, eine Art Warzen oder Answüchse von eigenthümlicher Beschaffenheit, finden sich häufig in einigen der Thäler anf der Küste. Sie sollen von dem Wasser gewisser Flüsse herrühren, welches man trinkt oder mit dem man sich wäscht. Die ersten Symptome sind sehr heftige Schmerzen an den Füssen, Schenkeln und Armen, an welchen Theilen die Warzen auch sich zu zeigen pflegen, welche einen Monat oder 2 dauern. Wenn die Warzen zu erscheinen beginnen, so vermindert sich der Schmerz auch, und wenn sie platzen, so ergiesst sich daraus eine Menge Blut, der Schmerz hört ganz auf und der Kranke genest. Gegen diese Krankheit wird kein Arzneimitttel gebraucht, sondern die Eingebornen meinen, dass geduldiges Abwarten ihres Verlaufs das einzige Heilmittel sei, sie halten sich sorgfältig warm und vermeiden alle Feuchtigkeit, weil dieselbe oft Krampf und manchmal den Tod verursacht.

Im Jahre 1803 zeigte sich während des Sommers in dem Thal von Guaura eine neue Krankheit, welche viele Menschen hinwegraffte, besonders Indianer und Neger, auf die sie fast ganz beschränkt schien, denn nur wenige oder gar keine Weisse wurden von ihr befallen. Das erste Zeichen derselben war eine kleine Blatter oder Finne mit eingedrücktem Centrum und einem kleinen purpurrothen Fleck, hierauf setzten sich an ihren Enden verschiedene andere kleine mit einer hellen Flüssigkeit angefüllte Blattern an, welche allmälig zu einer bedeutenden Grösse anwuchsen und den durch Verbrennen entstandenen Blasen glichen. Wenn man einen Einschnitt in den affizirten Theil machte, so floss kein Blut und der Kranke fühlte auch die Operation nicht, das Fleisch hatte ein schwammiges Aeussere und eine sehr blassrothe Farbe. Die Heilmethode bestand darin, dass man den kranken Theil völlig herausschnitt und einen Kräuterumschlag auflegte. Wenn der Patient nicht genas, so starb er gewöhnlich zwischen dem 5ten und 10ten Tag und manchmal noch früher. Diese Krankheit wurde von den dortigen Eingebornen grano de la Peste, Pestfinne genannt. Die Uta ist eine andere Krankheit, welche in einigen der Thäler von Peru vorkommt. Sie soll von dem Stich eines kleinen Insekts herrühren, aber dieser Umstand ist noch nicht völlig ausgemacht. Zuerst zeigt sich eine kleine, harte, rothe Beule; diese bricht dann auf, und die flüssige Materie, die sie enthält, veranlasst ein unheilbares Geschwür, welches allmälig immer weiter um sich greift und zuletzt die peinlichsten Schmerzen verursacht, bis der Tod den Kranken von seinen Leiden erlöst.

In diesen 3 Krankheiten könnte man wohl die geschichtlichen Traditionen von ehedem wiederfinden; die Berrugas existiren noch mit demselben Namen; der finnige Ausschlag könnte wohl der Carracarocol, die enfermedad como Tigna sein, aber offenbar dennoch nur eine carbunkulöse Affektion, und die geschwürige Affektion die Buas, welche Welsch, der den Diaz de Isla benutzte, auch dolores, apostemata et ulcera nennt. Die Verwirrung in den Namen trägt zumeist die Schuld, dass wir mit Bestimmtheit die Spuren jeder einzelnen Affektion zu verfolgen ausser Stande sind. Eine äussere Aehnlichkeit mit syphilitischen Ausschlägen wird man nicht abläugnen können; bedenkt man aber, dass in jedem amerikanischen Landstrich provinzielle Ausdrücke für vielleicht eine und dieselbe Sache existiren und nimmt man dazu, dass die ersten europäischen Bezeichnungen für die Syphilis auch sich mit den Ländern, die die Krankheit berührte, vervielfältigen, so bekommt man erst einen Begriff von dem Durcheinander, das absichtliche Lüge und unabsichtlicher Irrthum erzeugen konnten. So heisst es bei dem Diaz de Isla: die Castilianer nennen das Uebel Boas, dasselbe nämlich, das auch malum gallicum und neapolitanum heisst; die Portugiesen nennen es malum castellanum, in portugisisch Indien heisst es morbus Lusitanicus, auf Hispaniola Gnaynaras, Hipas, Tayfras und Icas. Dem guten Manne ist an dieser Vielnamigkeit noch nicht genug, er muss es malum serpentinum nennen, um die Furchtbarkeit und Bösartigkeit der Krankheit zu bezeichnen; das hindert aber Niemanden, sagt er, einen andern beliebigen Namen anzuwenden. Das ist ein Beweis, dass er selber gar nicht gewusst hat, wovon er redet und dass er von etwas gesprochen und geschrieben hat, was mehr in seiner Phantasie als in seinem Verstande existirte. Es ist sonst unbegreiflich, wie ein vernünftiger Mensch folgenden fabelhaften Unsinn erzählen kann. Die Bäume in den Gärten, wo man die Wäsche solcher Kranken zum Trocknen aufhängt, werden auch angesteckt, und wenn dann die Kinder im Spiele sich ein Stückchen Rinde abschäleu und aufs Gesicht legten, sähen sie grade so aus, als ob sie die bubas hätten. Das erzählt ein Arzt, der entweder selber nicht recht gescheut war, als er das schrieb, oder nach der Weise damaliger Zeiten, jeden Unsinn, den man ihm aufband, unter die mirabilia anfnahm. Und auf eines solchen Mannes Zeugniss hin glaubten die grössten Aerzte Europas an den Ursprung der Lustseuche in Amerika; selbst Oviedo, der der ganzen gebildeten Welt ein x für ein u vormachte, hat diesen steifen Glauben nicht gehabt; da, wo er zuerst die Identität der Syphilis und der bubas behauptet, setzt er ein el parèr mio hinzu, ein ut mihi videtur! — Eben dieselben Warzen, von denen einige Schriftsteller ganz bestimmt sagen, dass sie eine klimatische Krankheit wie das Fieber seien, ein Küstenübel, das vom Genuss der Fische entsteht, also eine Art Aussatz, wurden mit den Bubas identificirt, die Bubas mit der Syphilis.

Eine ähnliche Verwechslung geschah mit den Niguas. So heisst in Lima und Peru ein kleines Insekt, pulex irritans, das sich unter die cuticula der Füsse einbohrt und dort ein leichtes Jucken verursacht; es legt seine Eier da hinein, dadurch entsteht eine Geschwulst, die, wenn sie nicht sorgfältig entfernt wird, bösartige Geschwüre erzeugt. Die barfüssigen Neger sind dem Uebel zumeist unterworfen.

¹ Nach alledem müssen alle Analogien der Syphilis mit den historischen Traditionen, die wir von endemischen Hautkrankheiten in Amerika besitzen, nur als verunglückte Versuche betrachtet werden, diesen Welttheil für eine Verschlimmerung der geschlechtlichen Affektionen auch in nuserm Welttheil verantwortlich zu machen. Nichts aber zwingt uns dazu, eine solche Ansflucht zu ergreifen, denn viel bösere aussätzige Uebel sind auch in Europa einheimisch gewesen, ehe die Syphilis überhand nahm. Dergleichen Beziehungen sind auch unhistorisch, denn sie gehen meist auf Zeiträume zurück, von denen kein notorisches Factum vorliegt, dass nämlich infizirte Europäer aus Amerika zurückgekommen seien und als syphilitisch hier erkannt worden wären. Es ist eine Verdrehung des Sachverhalts bei Girtanner, wenn es heisst, die Folgen der Ansteckung waren schrecklich, so dass Viele daran starben, Andere mit den grausamsten Schmerzen gequält wurden. Columbus und Pizarro verloren den grössten Theil ihrer Gefährten an dieser Krankheit. Die ersten Spanier, die mit Columbus nach Amerika gekommen waren, gingen zumeist aus Mangel an Lebensmitteln zu Grunde. Das endemische Hautübel, von dem ich eben sprach, ist gleichfalls sehr schmerzhaft, kann unter Umständen auch tödten, Pizarro erkannte ganz richtig seine klimatische Natur und suchte, um ihm zu entgehen, eine andere Gegend mit dem Heere auf. Bei den Schwierigkeiten eines Marsches kann er auch wohl Leute darüber verloren haben.

Eine unverantwortliche Entstellung des geschichtlichen Thatbestandes ist die These Girtanners, dass, ehe die Spanier nach Amerika kamen, ihnen die venerische Krankheit ganz unbekannt gewesen sei. Die Zeugnisse, die er dafür beibringt, beweisen nur, dass den Spaniern die ersten endemischen Krankheiten, die ihnen in dem neuen Lande aufgestossen sind, allerdings unbekannt waren. So heisst es bei Welsch: cum dolores ejusmodi nunquam ab illis conspecti ante cogniti essent. Girtanner hat aber die falsche Prämisse untergeschoben, dass jene endemischen Uebel Syphilis gewesen seien; und da er dies buchstäblich zu erweisen ausser Stande war, half er sich damit, gleichwie Fallopia, diese amerikanische Syphilis für eine Art Krätze auszugeben. Er stützt sich dabei auf die Erzählung eines Mönches, der den Caracaracol eine krätzeartige Krankheit nennt, die grosse Rauhigkeit am Körper verursacht. Der betreffende Mönch erzählt eingestandnermassen nur mythologische Fabeln, möglich und wahrscheinlich ist, dass, wie auch aus andern Zeugnissen hervorgeht, eine Art

Aussatz gemeint ist, die unter Fischern (Caracaracol heisst auch Muschel) gang und gäbe war. Es geht aber aus den Nachrichten desselben Mönches hervor, dass die Eingebornen sehr wohl wussten, was das mal frances zu bedeuten hatte, resp. zu ihrem Unglück durch die Spanier es erfahren haben, und ein fernerer Fingerzeig dafür, dass dieses Uebel ihnen importirt worden, ist, dass die Lustseuche nicht blos schlechtweg mit dem indianischen Namen Ica, die Blatter, bezeichnet wurde, sondern auch Hui cavatl, d. h. die grosse Blatter genauut wurde, d. h. dass die armen, verständigen Indianer die Sache nicht so leichtsinnig nahmen, wie die Europäer, die von einer petite verole sprachen.

Alle andern Schlüsse und Conjekturen Girtanners sind nicht der Rede werth. Seine Fabel von dem Ursprung des venerischen Giftes aus Insektenstichen will er einer Erzählung des Amerigo Vespucci entnommen haben, des Inhalts: mulicres eorum faciunt intumescere maritorum inguina in tantam crassitudinem, ut deformia videantur et turpia; et hoc quodam earum artificio et mordicatione quorundam animalium venenosorum, et hujus rei causa multi eorum amittuut inguina, quae illis ob defectum curae flaccescunt, et multi eorum restant Eunuchi. Ob hier nicht eine Verwechslung der venerischen Geschwüre und der durch Insektenbiss entstandenen stattgefunden haben mag, wie ich schon oben angedeutet habe? Wenigstens scheint es mir so, wenn ich damit noch die Nachricht des Peter Martyr vergleiche, welcher sagt: ont aussi en cette isle une maladie peculiaire, grosses pustules occupant le corps et rongeant les membres, si sont trop adonnez a luxure. Et est cette maladie contagieuse aux autres regions par cohabitation et intemperance avec ceux on celles qui en sont touchez.

Ueber die Richtigkeit dieser Citate will ich vorläufig nicht entscheiden, da Girtanner sich mehrfach Unrichtigkeiten hat zu Schulden kommen lassen, aber für Girtanners Ansicht beweisen sie gar Nichts. Petrus Martyr spricht nur von grossen Pusteln, die sehr bösartig werden können, wenn eine ausschweifende Lebensart hinzukommt, auch ansteckend sind. Das Wort bubas gebraucht er nicht, sagt nicht, dass diese Ausschläge oder Geschwüre ursprünglich von einem Coitus herrühren, am allerwenigsten aber äussert er sich dahin, dass sie durch Spanier nach Europa gebracht, und hier Syphilis erzeugt hätten. Auch die Erzählung des Vespucci spricht nur von Geschwüren, die aus einem Insektenbiss entstehn. Die korrosive Natur dieses animalischen Giftes wird auch von den Neueren bestätigt, ob aber die Erzählung sonst etwas Wahrscheinliches für sich hat, möchte ich noch bezweifeln. Andre Europäer, die in Amerika gelebt, und die bewährtesten Historiker wissen Nichts davon. Die meisten, selbst wenn sie wie z. B. de Tertre die endemischen Hautausschläge Amerikas mit der Syphilis verwechseln, beschuldigen doch nur Lebensweise resp. Nahrungsmittel, bringen aber auch manchmal dabei die tollsten Fabeln, z. B. den Genuss von Schlangen u. dergl. vor.

Wenn auch die Fabeln, wonach das ganze Unglück, das die Spanier mit der Lustseuche betraf, von einer einzigen Hure herrührte, die in einer Nacht, Gott weiss wie viel, Ritter angesteckt, oder gar die Vermischung mit dem Blute Aussätziger eine Infektion erzeugt, den noch ziemlich dicken Aberglauben jener Zeit bekunden, und für eine kritische Geschichte keinen Werth besitzen, so können sie doch immerhin als ein Fingerzeig gelten, dass man in Spanien selber wenigstens die richtige Vermuthung von der Quelle aller dieser Leiden gehabt, nämlich an die Hurerei gedacht hat; denn in diesem Punkte haben die Spanier auch das Ihrige zu leisten verstanden. Es ist ja bekannt, dass das Heer des Herzogs Alba von einem ganzen Tross solcher Frauenzimmer begleitet war, und auch hierin die spanische Etiquette beobachtet wurde, da die Generalshure mit allen ihrem Rang zustehenden Ehren behandelt werden musste. Diesem Umstand ist es wohl zuzuschreiben, dass von den Spaniern, deren Kriegszüge sich über einen grossen Theil von Europa erstreckten, manche Benennungen für venerische Affektionen entnommen wurden. Die Engländer haben die ganze

Krankheit spanish sickuess genannt, wie auch bei uns noch eine derartige Erinnerung unter der Bezeichnung spanischer Kragen florirt, während in Spanien selbst die Benennung malum Sementii, nach dem Heiligen, zu dem man betete, beweist, dass entweder die Krankheit nach wie vor mit dem Aussatz verwechselt wurde, oder dass man glaubte, ähnliche Leiden seien schon früher dagewesen. Es ist mir wahrscheinlich, dass, da der heilige Sementius derselbe ist, den die Franzosen St. Mein nennen, der Beschreibung nach, die wir von dem Uebel des St. Mein kennen, eine Art venerischer Krätze schon längst in beiden Ländern gehaust haben mag.

In den hirschgauer Annalen des Joh. Trithemius v. J. 1496 wird Spanien gradezu als Vaterland der Syphilis angegeben. Damals kann die Erfindung vom amerikanischen Ursprung der Seuche noch nicht nach Deutschland gedrungen sein und ich bin neugierig, wie Herr Simon auch dieses Citat mit seiner Ansicht zusammenreimen kann, dass vor 1494 keine Syphilis existirt hat. Vorläufig hat er es ganz unberücksichtigt gelassen; er redet immer von einer Verwechslung der Pest und der Syphilis. Das ist ganz richtig, insofern es auf Italien Bezug hat, wo bekanntlich um dieselbe Zeit, als die Syphilis um sich griff, auch Typhusepidemien grassirten. Aber ich sehe gar nicht ein, warum man annehmen soll, dass dieser Typhus aus Spanien nach Italien geschleppt wurde; es handelt sich ja nicht um eine Bubonenpest. In den genannten Annalen ist auch nur von einem morbus pustularum die Rede. Die Stelle lautet:

His quoque temporibus morbus ille turgentium pustularum, quem nullo medicis usitato nomine exprimere possum, a Gallis incipiens, per Italos venit in Germanos. Habuit autem suae infectionis pestiferae principium in Hispanis, ab Hispanis pullulavit in Gallos, a quibus in Italiam profectis contra regem Neapolis Alphonsum infecit ad Italos et illi quoque Germanos malorum suorum constituerunt participes. Unde apud Gallos morbus iste nuncupatur malum Hispanicum, apud Italos malum neapolitanum, et apud Germanos malum gallicum, alias mal franzos. Est autem mirabilis contagiosa et nimium formidanda infirmitas, quam etiam detestantur Leprosi, et ea infectos secum habitare non permittunt, metuentes graviori, quam sit lepra, infici morbo.

Es ist offenbar nur eine von wissenschaftlichem Hochmuth erfundene Phrase, dass, wie die Spanier die Blattern nach Amerika gebracht, so umgekehrt sie dafür die Syphilis hätten mitnehmen müssen. Girtanner, der mit zu wenig kritischem Urtheil bei seiner Arbeit zu Werke gegangen und viel närrisches Zeug, was Neuigkeitskrämer nach der Entdeckung Amerikas auffischten, für baare Münze genommen, ist auch der Erfinder jener fabelhaften Geschichte, dass die Lustseuche aus Insektenstichen entstanden sei; die indischen Weiber hätten ihre trägen Männer erst durch eine Art Cantharidentinktur zum Beischlaf reizen müssen, die ihnen aber nicht blos Entzündung, Anschwellung des Gliedes und Geilheit, sondern auch Geschwüre am penis erzeugt. Ohne grade an die Liebesromane zu denken, die ein Cortez u. A. in Amerika gespielt, so kann man wohl den indianischen Weibern einen guten Theil der Fortschritte zuschreiben, welche die Spanier in Amerika gemacht. Dass die Spanier selbst sich rücksichtslos in dieser Hinsicht benahmen, geht aus den wiederholten und erbitterten Feindseligkeiten der Eingebornen gegen dieselben hervor. So wurde gleich die erste Colonie, die Columbus in Westindien zurückliess, wegen ihrer unverschämten Gelüste erschlagen, denn noch viel weiter, als die Bereitwilligkeit der indianischen Weiber ging die Frechheit und Gemeinheit der Spanier, die nicht zufrieden, die Frauen Andrer zu jeder Art von Wollust gemissbraucht zu haben, diese dann noch obendrein als ausschweifend und in Sünden verkommen, vor der Welt anklagten. In dem oben erwähnten Buche America vindicada von Sanchez wird ausdrücklich bemerkt, dass jener Oviedo, den Astruc und Girtanner als ihren Hauptzeugen gebrauchen, ein falscher und geflissentlicher Ankläger gewesen ist; ja es ist nicht unwahrscheinlich, dass neben politischen Motiven, aus denen die spanische von der Klerisei geleitete Verwaltung die Indianer bezüchtigte, um ihre grausame, sogar von europäischen Höfen laut getadelte Politik zu beschönigen, auch Handelsinteressen mit im Spiele gewesen, da ja Nichts dem einträglichen Handel mit Guajak, der im Anfang mit enorm hohen Preisen bezahlt wurde, mehr Vorschub leisten konnte, als wenn man den Leuten weiss machte, im Vaterland der Syphilis wachse auch das beste Heilmittel und dort bedürfe es nur dieses Trankes, um rasch wieder von allem Uebel zu genesen.

Es sind positive Zeugnisse vorhanden, dass die Spanier vom Gegentheil überzeugt gewesen sind. Francesco Delicado sagt, dass die Syphilis schon 1488 in Spanien bekannt gewesen und von hier aus nach Amerika gebracht worden sei. Pusteln oder Blattern, broze, sind nach ihm die Vorläufer der fressenden Geschwüre, piage corrosive. Er glaubt, einzelne Fälle dieser Krankheit hätten sich zu allen Zeiten ereignet, in Neapel aber hätte sie eine epidemische Ausbreitung gewonnen. Uebrigens ist ihm der Name Oviedos nicht unbekannt. Es darf auch nicht unerwähnt bleiben, dass man in Spanien verschiedenartige syphilitische Affektionen in der Weise unterschied, dass man einigen einen italienischen, andern einen westindischen Ursprung beilegte und danach auch getrennte Bezeichnungen wählte. Die italienische Lustseuche hätte ein unter Gonzalez von Cordova unternommener Kriegszug heimgebracht.

Es geht ferner aus der Beschreibung des Scyllatius aus Messina hervor, dass die Krankheit, die, wie er sagt, ab obscoenis saepius incipit und zwar mit erbsengrossen Pusteln, die in Eiterung übergehn, von Gallien aus sich nach Spanien verbreitete, wo er namentlich in Barcelona eine unzählige Menge Leidender fand, und auch von den Aerzten den französischen Ursprung bejahen hörte. Er setzt das Uebel in eine Linie mit den Saphati der Araber und dem in Frankreich schon längst bekannten Mal de St. Mein.

Es ist unwahrscheinlich, dass die Syphilis wirklich wie eine pestilenzialische Krankheit aufgetreten, wenn sie gleich zur damaligen Zeit viel akuter verlaufen sein mag. Diaz de Isla, Tratado contra el malo serpentino, lässt $1/10$ der Bevölkerung daran sterben, was offenbar ebenso übertrieben ist, wie die Erzählung des Villalba: Cortaron al pie de once mil miembros genctales. Aus diesen eintausend Amputationen des penis hat dann ein andrer Schriftsteller 10,000 gemacht, ein Beweis, mit welchem Leichtsinn manche Autoren geschrieben und welch leichtgläubiges Publikum sie für ihre Fabeln gefunden haben. Fraglicher ist es, ob nicht die Syphilis, auch morbus curialis damals genannt, weil sie am Hofe selbst vorkam, dieselbe Krankheit ist, um deretwillen schon Ferdinand und Isabelle ungeheure Summen auf Entdeckung eines Heilmittels aussetzten.

Diejenigen, welche fälschlich behaupten, dass die Spanier die Syphilis nach Europa gebracht, lassen sie durch den Kriegszug der Spanier nach Neapel auf die Franzosen übergehn. Auch hierbei lässt sich die historische Ungenauigkeit der Behauptung nachweisen. Denn abgesehen davon, dass die Spanier in Neapel landeten, als bereits Carl VIII. wieder abgegangen war, so ward die nicht gar so grosse spanische Expedition, welche Ferdinand von Neapel zu Hülfe ging und von Gonsalva kommandirt war, nach ihrer Landung auf Calabrien von dem französischen General D'Aubigny geschlagen und ging nach Reggio zurück; ein zweiter Angriff aber war glücklicher, die französische Besatzung in Neapel unter Montpensier musste kapituliren und wurde nach der Insel Procida und andern ungesunden Orten gebracht, wo die Fieber sie aufrieben, dagegen schlug sich Aubigny, der fortwährend mit den Spaniern gekämpft, glücklich durch und brachte seine Soldaten ganz wohlbehalten nach Frankreich zurück. Grade dieses kleine Corps hätte, wie schon Schnurrer richtig bemerkt, es sein müssen, von dem aus die Ansteckung zunächst nach Frankreich und dann in die übrigen Länder vorgeschritten wäre. Dass die damaligen Kriegszüge, ein Ausdruck eines gegen frühere Zeiten ganz ungewöhnlich erregten politischen Lebens, wesentlich zur Ausbreitung der Syphilis beigetragen, ist gewiss; dass speciell die Benutzung von Miethstruppen und die daran sich knüpfende

Einrichtung stehender Heere gleichsam einen bleibenden Heerd für die Seuche geschaffen, liegt auf der Hand; dass die Soldateska aber damals mehr wie heut iu stetem Verkehr mit der Lustseuehe gewesen, geht daraus hervor, dass es meist zügellose, lediglich auf Raub und Plünderung angewiesene Banden waren, welche ungestraft sich jeder Ausschweifung hingeben durften, bald dem, bald jenem Herren dienten, heute hier, morgen da sich herumtrieben und nach dem Schluss jeder Expedition bei ihrer Entlassung die grässlichste Plage des Landstriches wurden, über den sie sich ergossen. Namentlich zeichneten sich sehr unvortheilhaft oft in dieser Beziehung die deutschen Landsknechte aus, über die man vielfache Klagen bei den damaligen Schriftstellern findet, und da es iu jener Zeit vielfache, wenn auch beschränkte Streitigkeiten, und Kriegshändel auf den verschiedensten Punkten gab, das Beispiel der Condottieris auch in Deutschland Nachahmer fand, so kann man diesen Kriegsleuten vorzüglich einen Theil der raschen Ausbreitung der Syphilis als Schuld anrechnen.

Eggering Beningha aus Ostfriesland sagt von den vielen Kriegszügen derselben: so de böse vorgiftige Plage worde in disse Friesland gebracht, und Müntzer aus Fulda beschuldigte die Landsknechte die Syphilis iu Deutschland verbreitet zu haben. Vor Zeiten, sagt er, wollt ein jegliches Weib einen Pfaffen haben, jetzt wills ein Landsknecht aufziehn. Joh. Stumpf, Löbl. Eidgenossenschaft Chron. Zürich 1548: »Um das Jahr 1495 bei den Zeiten obberührter neapolitanischer und andrer frankreichscher Kriege brachten die Teutschen Kriegsleut, Eidgenossen und Landsknecht erstlich die jämmerlich und verderbende Plag, die bösen Blattern ins Land, und die wurden Franzosen genennt, darumb, dass die Knecht soliche Plag bei den Franzosen erobert hattend. Das ist der Fürnemsten Peut und höchsten Besoldung eine, so die Teutschen in den ausländischen Kriegen erholent habeu.« Frank von Woerd Chronik, Strassburg 1531: »A. 1495 brachten die Landsknecht diese jämmerlich verderbende Plag, der Frauzosen mit ihnen aus Fraukreich und wurden von den Knechten Franzosen genannt, darum, dass sie diese Plag bei den Franzosen erobert und überkommen hatten.« Crusii Ann. suev. 1495: »Impii milites h. t. orti sunt, laborare nolentes, suos deserentes, otiose divagantes, miseris hominibus incubantes. A quibus et blasphemiae dirae in Deum hominesque, et horrendus morbus gallicus in Germaniam ac Noerdlingam hoc 1495 anno importata fuere. Pessimae merces. Eac redeant ad istos mercatores.« (Nach einer andern Angabe desselben Crusius sollen ähnliche Krankheitsfälle sich schon 1497 bei den Miethstruppen gezeigt haben, mit denen Maximilian nach Belgien zog.) Aus allen den genannten Nachrichten geht unzweideutig hervor, dass der Kriegszug Carls VIII. nach Italien eine bedeutende Rolle bei der Verbreitung der Syphilis gespielt hat, und dass die schon früher vorhandene Krankheit durch die Söldlinge nur eine raschere Ausdehnung gewann. Pintor, ein Augenzeuge des Kriegszuges, giebt doch deutlich zu verstehn, dass sie schon vor dieser Periode in vielen Ländern gehaust hat. Mir ist es wahrscheinlich, dass Carl VIII. krätzige Soldaten aus der Auvergne, wo das mal de St. Mein endemisch war, nach Italien mitbrachte, dass, da das Land ohne Schwertstreich durchzogen wurde, bei laxer Kriegszucht die gröbsten Auschweifungen begangen wurden, die, wie immer, nicht ohne Folgen blieben, und bei der herrschenden höchst ungesunden Witterungsconstitution, die zu Exanthemen geneigt machte, denn es grassirte ja überall der exanthematische Typhus, der Syphilis einen hauptsächlich pustulösen Charakter verliehen. Die ärztlichen Schriftsteller haben diese Ausschläge mit arabischen Namen belegt, obwohl sie dieselben für eine neue Krankheit hielten. Carl VIII. selbst hat daran gelitten; die Epinyctides, wie man seine Krankheit nannte, sind, wie Commines, der seinen König besser kannte, richtig bemerkt, keine wahren Blattern gewesen, obwohl die Franzosen den Namen petite vérole bis auf den heutigen Tag beibehalten haben. Dass der Name Franzosenkrankheit so rasch allgemein wurde, beweist, dass das Publikum früher zur Einsicht kam, als die Aerzte. Ich finde noch ein besonderes Moment rascher Verbreitung, wegen deren man damals immer an eine neue Epidemie aus astralischen Einflüssen glaubte, in der furchtbaren Unkultur der damaligen Zeit; welcher Schmutz, welche Unvorsichtigkeit, welche Vernachlässigung der gewöhnlichsten Rücksichten, die man seinem Körper schuldet, damals geherrscht haben, mag man bei Erasmus nachlesen. Alles das genügt bei der furchtbaren Lüderlichkeit der Zeit, die die dümmste und sittenloseste des Menschengeschlechtes mit gewesen ist, und hauptsächlich die Reformation erzeugt hat, bei dem Heer von Bummlern, das sich damals in allen Ländern herumtrieb, und aus Mönchs- und Soldatengesindel bestand, vollständig, den Ursprung und die Verbreitung der epidemischen Syphilis zu erklären, ohne dass man nöthig hat, zu solchen Lügen seine Zuflucht zu nehmen, wie der amerikanische Ursprung und die Beschuldigung der Marannen ist.

Sarmiento sagt, dass die Bezeichnung Bubas von jeher der spanische Name für Syphilis gewesen, und Gaspar de Reyes hält es für lächerlich und unmöglich, Zeit und Ort der Entstehung zu bestimmen. Die unterrichtetsten Gelehrten aller Nationen glauben, dass sie vor der Entdeckung Amerikas in Europa vorhanden war, so Fournier, Gordoni, Beckett, Stoll und andre mehr, der neueren Pathologen wie Zeissl, Auspiz und vieler andern nicht zu gedenken. Die Hoffnung auf ihr Verschwinden ist, wie Hume sagt, eitel. Unter Opulenz und Müssiggang, bei der excessiven Zahl öffentlicher Frauenzimmer und Cälibatarier und bei dem Mangel an polizeilicher Aufsicht werden immer Zügellosigkeit und Carnalitäten existiren. Das sind die gewichtigen Ursachen, welche die Krankheit hegen und pflegen, das Menschengeschlecht verschlechtert und verdorben haben. Sie wird, wie Alcazar, Audrés de Leon und Varcarcel sagen, immer die Geissel der Lüderlichen sein.

Chronologische Tabelle.

I.
Vertreibung der Juden aus Spanien.

1492 2ten Januar	Eroberung Granadas.
1492 30ten März	unterzeichnen Ferdinand und Isabella in Granada das Edikt wegen Austreibung der Juden.
1492 Ende Juli	verlassen die letzten Juden mindestens 200,000 Köpfe stark, Spanien, wo ihre Vorfahren schon zu Davids Zeiten gewesen. Sie kommen noch in demselben Jahr, nachdem sie in Genua nur wenige Tage sich aufgehalten, und nachdem ein Theil von ihnen in Rom Aufnahme gefunden und zurückgeblieben, nach Neapel und gehen, von da weggewiesen, nach der Türkei und Afrika. In Rom und Neapel bricht bald nach ihrer Ankunft der Typhus aus; in Genua erst im folgenden Winter; die Krankheit verbreitet sich aber durch ganz Italien.

II.
Die Entdeckung Amerikas durch Columbus.

1492 3ten August	unternimmt Columbus von Palos aus seine erste Expedition mit 3 Schiffen und 120 Mann.
1492 12ten Octbr.	entdeckt Columbus Amerika.
1493 Januar	schifft er sich nach Spanien ein.
1493 6ten März	kommt er allein mit seinem Schiffe in Lissabon an.
1493 15ten März	Nachmittag ist er in Palos und geht von da durch Sevilla zu Lande nach Barcelona wie im Triumphzuge mit 7 von 10 aus Amerika mitgebrachten Indianern, einer war auf der Reise gestorben, 2 waren krank in Sevilla zurückgeblieben.

1493 Mitte April	kommt Columbus nach Barcelona. Pinçou trifft an demselben Tage mit dem andern Schiffe in Barcelona ein.
1493 25ten Sept.	geht er das zweitemal von Cadix nach Amerika.
1500	wird Columbus gefesselt uach Spanien zurückgebracht.
1502 März	kommt die Flotte des Antonio de Torres aus Amerika zurück.
1514	geht Oviedo als Gouverueur nach Westindien.

III.
Der Kriegszug Carls VIII. nach Italien.

1493 19ten Januar	Vertrag zwischen Carl VIII. von Frankreich und Ferdinand u. Isabella wegeu Rouissillon und Cerdagne.
1494 August	verlässt Carl VIII. Vienne und geht über die Alpen mit 3600 Gensd'armes und 20,000 Mann Infanterie, worunter 8000 Schweizer (Landskuechte).
1494 31ten Decbr.	rückt er iu Rom ohne Schwertstreich ein.
1495 22ten Febr.	rückt er uach Neapel.
1495 26ten Mai	laudet der spanische General Gonsalva de Cordoba in Calabrien. Die Spanier sind Anfangs unglücklich, aber nach einer zweiten Landung am 7ten Juli rücken sie nach Neapel vor; die Franzosen unter Montpensier müssen capituliren, werden kriegsgefangen in ungesunde Orte internirt und kehren endlich in äusserst reducirtem Zustande nach Frankreich zurück.
1495 27ten Octbr.	langt der fast allein zurückgereiste Carl in Grenoble an.
1496	schlägt sich der bis dahin noch zurückgebliebene französische General D'Aubigny mit einem kleinen Corps wohlbehalten uach Fraukreich durch.

IV.
Witterung und Krankheiten.

1490	Erstes Erscheinen des Petechialtyphus, Tabardillo, in Spanieu.
1491--1495	sehr abnorme Jahrgänge in Hinsicht der Witterung, streuge Wiuter, heisse Sommer, viel Ueberschwemmungen.
1492	ausserordentliche Regengüsse in Rom.
1493	kalter August, ungemein milder Herbst bis in den December und Ueberschwemmungen in Italien.
1493 März	bricht nach Pintor eine Seuche in Rom aus mit Blattern, Geschwüren und Grinden über den ganzen Körper, die auch die vornehmsten Personen befällt. Das Uebel dauert mit grosser Heftigkeit in Rom bis über die Zeit der Anwesenheit der Franzosen hiuaus.

1494	Beispiellos warme Witterung, als Carl VIII. vor Rom ankam.
1494	will Scillatius die Syphilis in Barcelona gefunden haben;
1494 und 95	soll sich die Krankheit schon in Brandenburg u. Schlesien gezeigt haben und im letzteren Lande besonders die Geistlichkeit stark gelitten haben. Schnurrer, Chronik der Seuchen.
1496 6ten März	erging eine Verordnung des Pariser Parlaments wegen der Syphilis, in welcher es heisst, dass die Krankheit seit 2 Jahren sehr überhand genommen habe.
1496 6ten März	veröffentlichte Torrella sein Werk über die Syphilis, wonach diese Krankheit 1493 in der Auvergne angefangen haben soll.
1497	giebt Wittmann, ein würtembergischer Arzt, ein Buch über die Franzosenkrankheit heraus, worin er behauptet, ähnliche Leiden schon vor 20 und 30 Jahren behandelt zu haben.
1498	veröffentlicht Villalobos sein Gedicht über die Syphilis.
1499	veröffentlicht Pedro Pintor ein medicinisches Werk, in welchem das 4te und 7te Capitel von der Syphilis handelt.
1502	soll in Sevilla ein Hospital für Syphilitische bereits bestanden haben.
1535	giebt Oviedo sein Werk über Amerika heraus.
1539	giebt Diaz de Isla sein Werk über die Syphilis heraus. Der erste Entwurf dazu soll von 1506 datiren.